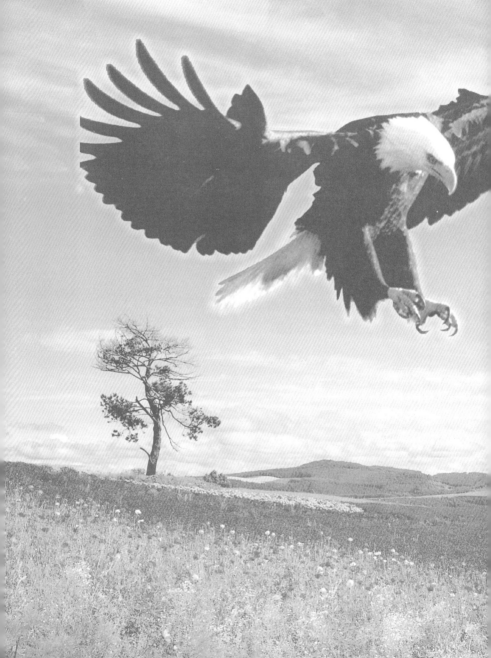

大展好書　好書大展
品嘗好書　冠群可期

大展好書　好書大展
品嘗好書　冠群可期

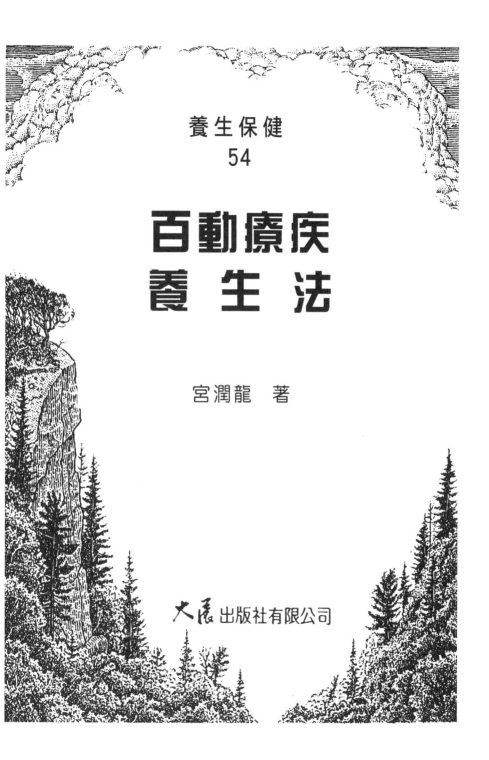

養生保健
54

百動療疾養生法

宮潤龍　著

大展出版社有限公司

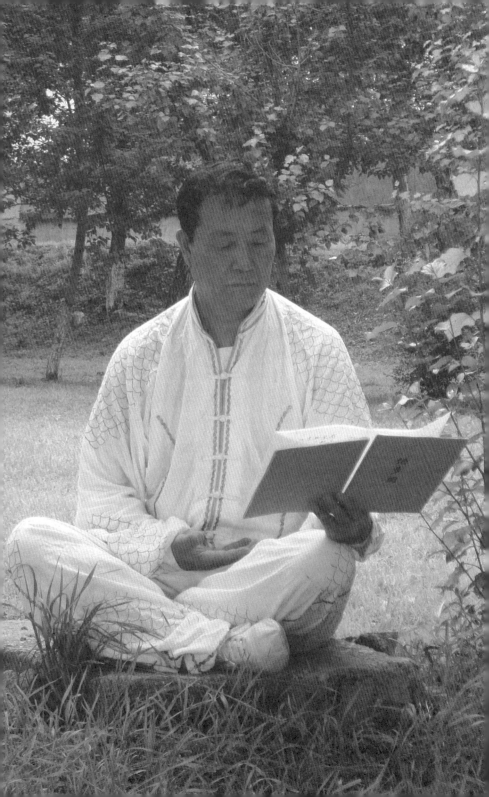

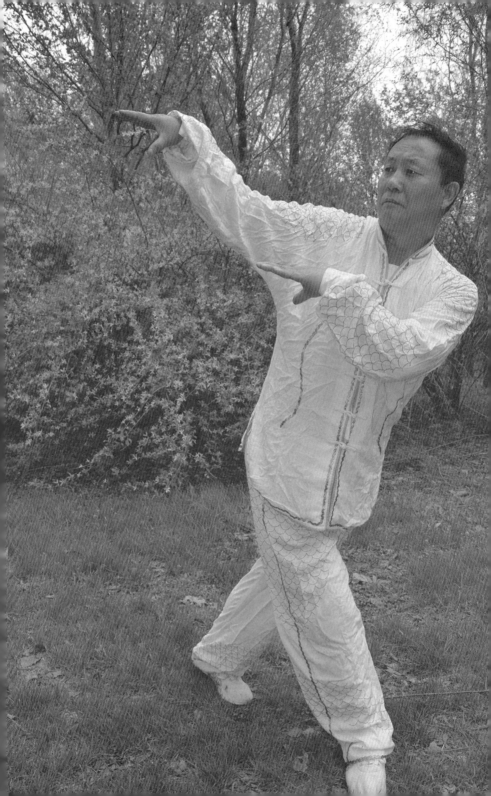

佰動圖

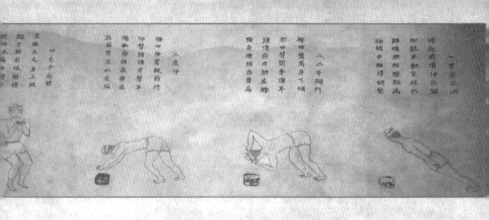

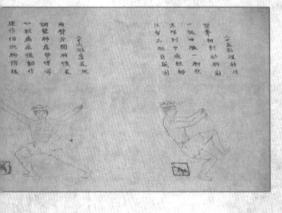

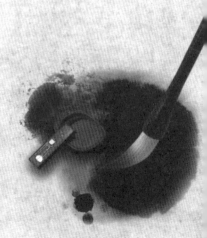

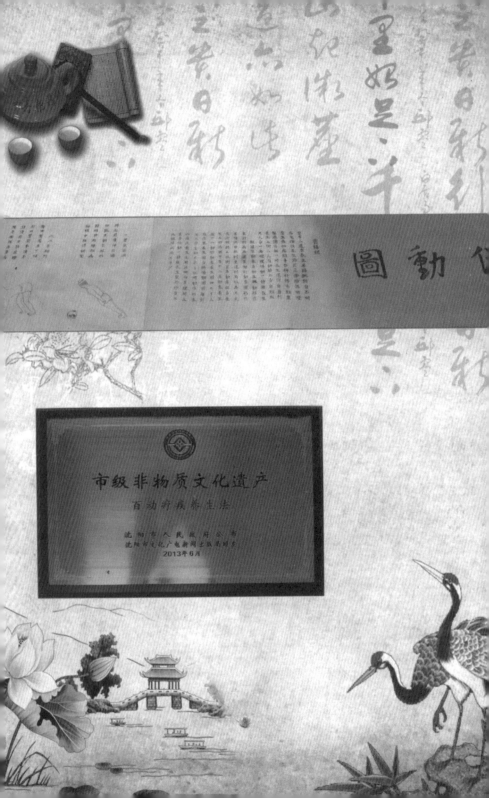

目　錄

導讀詩

自古人道求長生半路殀折自不明

病魔擋住長生路茫茫渺渺無明燈

著生最怕病輕身求神拜佛亦難靈

醫道傳方解一時長生還得自身行

養生之術人人有動靜不分自難成

天人合一為明理佰動一靜能長生

觀圖學動象有動生機動形作

象針對病症用其相對動象圖形作

其佰次由輕到重達到有效為止天

天源練捂之以恆實為動療強身養

生之妙法圖中有十二屬動象養生

圖十八動物動象養生圖和七十八

應作象養生圖含稱佰動圖圖解詞

有三字為和七字言說明動作形象

和療疾養生之用法明白其理用之

其身佰動一靜能長生靈丹妙藥不

及練得此法多年少

緒　言

　　百動療疾養生法提煉於百動療疾養生圖，百動療疾養生圖簡稱百動圖，其動作來源於家傳武術中的《板上術》和《動象療疾》之精華。其中12屬相動象圖、18動物動象圖和70人應作象圖是1987年整編合成的初步首卷，統稱為百動圖。

　　事隔20年後又重新整編成書卷圖形，卷長26公尺，寬0.5公尺。用三字言和七字言做解詞，概括解釋動作姿勢要領和療疾的作用。

　　百動圖不僅是中華民族傳統醫學寶庫中的一部分，也是中國傳統醫學文化遺產中具有民族特色的一種運動醫療養生法。百動圖的動作千姿百態，簡單易學，每個動作都有針對性地刺激穴位，疏通經絡，可以起到對某種疾病的調治作用。

　　中醫理論精髓，即：經絡暢通、百病不生，用相對應的動作來疏通經絡，調治相關的疾病，就等於對症下藥。所以只要按動作要求去做，持之以恆，即可達到防治疾病，強身健體之目的。

　　百動圖中12屬相和18種動物動作共計30個禽獸動物動作，是動物本能的動作。動物用它本能的動作來調治本身的疾病，是最天然的療法。人仿學禽獸動物動作，去調治本身的疾病，同樣會得到良好的效果。正如古人云：

「學練動物動作是天地之靈氣的運用。」

人應做此動作是用自身運動來調治自身的疾病，成為以自我調理為主的自然療法。

百動圖的動作實質是把人和動物的生命活動看作是體內矛盾的運化過程。用自我運動的方法來自我調解、自我控制、自我修復，把這種運動稱為自然生命運動。

透過自然生命運動達到體內陰陽平衡、祛病健身。這種方法自古就有，如華佗的五禽戲和我國傳統武術中的象形拳、功法等均為動作強身養生祛病法，至今已有千餘年的歷史，這種自然療法既符合自然醫學原理，又符合疏通經絡、調和氣血、平衡陰陽的中醫療法。用百動圖中的動作反覆練習，使體內的氣血、津液、精微物質由經絡傳遞到身體的末端或與其相連屬的臟腑相互表裏、相互交叉，運行全身來提升自身的免疫功能，強身健體、延年益壽，也是藥物難以代替的自然醫學療法。

百動圖的每一個動作都能有針對性地治療身體某一個部位病症，但要按照動作要領和姿勢去練。用適當的百動圖動作，如甩手擺臂、伸抻拉屈、壓折滾縮、翻轉彈躍、對擊震崩、頓挺起拔、抖磕搖晃、拍打挾提、摔劈橫接、行踩跺踏等，刺激人體某個部位或經穴，形成了多種運動方法，發揮自身的運動能力，達到自我調整、自我修復的強身健體的作用。

一、動作要領

透過百動圖動作練習發揮人體自身的主觀能動性，是

對身心自我鍛鍊的一種養生方法，對防治疾病、保健強身、延年益壽具有積極作用，是治療某些慢性疾病的有效手段。在練習過程中一定要掌握動作的要領，才能達到理想的效果。歸納起來有以下要領：

（一）放鬆自然

動作練習放鬆是最基本的要領之一，不僅要形體放鬆，而且在精神上也要放鬆，不能有一點兒緊張。因為只有精神上放鬆，形體才能達到真正的放鬆，但是鬆不是懈，而是鬆而不懈，鬆中有緊。機體的活動一緊一鬆、一張一弛，來達到體態平衡。

鬆對於緊來說是種休息，動作要求「自然」，只有在自然的前提下才能做到放鬆，動作的舒適得力，做出的動作像動物自然產生的動作一樣，自然柔和。

同時使姿勢、呼吸、意念和動作均和諧。從形體的動作變化，自然產生精神狀態的一種特殊意念活動，能夠促進氣血循環，調整改變高級神經活動，適合機體正常的運化。放鬆不僅解除疲勞，又能使大腦入靜，因而使得身體內外發生生理變化。

（二）呼吸自然

在練習動作中，呼吸自然非常重要，呼吸的調整有助於思想的安靜和身體的放鬆，呼吸自然使動作更加柔和、順暢，調整氣息逐步達到深長。但呼吸不要過度，不能用力，要求在鬆靜的基礎上，配合動作的練習，起到疏筋活血、調和氣血、按摩內臟等特殊功效。

（三）意、氣、力相合

動作練習要求意氣力相合，「意」是指練習動作時的意念活動，是大腦的功能，直接影響人體功能的變化。「氣」是指人體的「內氣」，包括呼吸的「氣」或「真氣」。

「力」是指做動作時自然產生的力量和動氣所推動的力量。在練習每一個動作時都應當意、氣、力合一，意念活動、氣息活動和外力運行合一，以意領氣、以氣助力、意氣相隨，做出的動作既緩又勻，使意念活動和形體運動帶動內氣去影響人體內臟功能和各個部位，達到氣力相合的目的。

（四）動作逼真

模仿禽獸動作，以各種動物象形變化動作的特點，達到養生保健和調治人的自身疾病的目的。在練習時做到動作逼真形象、動靜相兼，有剛有柔、內外相合，要求動作姿勢準確。

在 100 個動作中，要根據自己身體情況適當加以選擇，按所需要的動作姿勢組合練習。要循序漸進，開始時用力要小、動作形象逼真就可以了，練習一段時間後再逐步加強力量、增加難度，既重視練形，也重視內氣運動，對機體形成雙重作用，不僅動作要像，意念活動也要進入形象的神態，使動作達到神形合一。

（五）動作柔和穩健

動作需要有一個自我鍛鍊、循序漸進的過程。開始練習動作要自然緩慢不急不躁，循序漸進，使動作有效地促進人體各部位變化。要求動作的力量不外露，有內勁（暗勁）在體內含著，使動作姿勢沉穩正確，頭尾相隨，連成一體。

達到身體各部位合乎生理的自然狀態，是動作柔和穩健的基礎。為了做到柔和穩健，可以不注意呼吸與意念的配合，把呼吸忘掉，完全順其自然。

要意如蒼松，兩腳如樹生根、巍然不動，動作自然柔和、舒適得力，對增長體力有很大作用。

（六）重心平衡

在練習動作時身體重心一定要平衡，腳宜站穩。百動圖動作千姿百態，許多動作都是以弧線形、圓闊形、波浪形、纏絲形和象形等構成，保持動作的重心平穩非常重要，是保證整個動作連續和完整的關鍵。架式平穩，外形動作不管向哪個方向變化，但重心一定保持平穩。只有做到勁力柔和、氣力相合，神形合一，做出的動作才能自然活潑，有輕靈的動象。

每一動作雖然都有一些具體要求，但動作不能脫節，動作的重心穩定是不脫節的基礎。只有重心穩定，才能在整體動作中體現出來渾厚穩健、富有活力，才能逐步完成一些難度較大的動作。

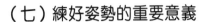

（七）練好姿勢的重要意義

姿勢是整個動作演練過程中最為重要的環節，所採用的體位、形態及意念都要處在自然合理的狀態，每一個姿勢動作，都要有一定的規範，姿勢是百動圖動作演練的第一關。儘管姿勢很多，但都具有不同特點和形態，都有一定的要求，要按著圖中的正確姿勢去做，做到自然端正，重心平穩，保持身體的平衡。

做起動作來應當胸腹寬敞，四肢關節都很舒暢，呼吸自然，動作活潑協調，其目的是促進體內新陳代謝，加速氣血循環，以達到增強體質、調理疾病的作用。

（八）動作練習的基本原則

動作練習與體操鍛鍊不同，除了全身各肌群和關節活動之外，還要配合呼吸，更重要的是意識引導。按動作的要領，全神貫注，把注意力引導到動作上。不能一邊做動作，一邊胡思亂想。要保持動作的柔和，採取自然運動姿勢，全身的筋骨皮全部放鬆，心平氣和地去演練動作。要用意帶動力，動作要均勻緩慢、連貫協調、架式平穩、舒展大方、連綿不斷。

動作因人而宜、靈活應用。雖然每個動作的作用都有特定的祛病功效，但100個動作不可能被同時採用。應根據個人的疾病情況，有針對性地採用一些動作，合理組合，調整身體對應部位的疾病。針對每個人的具體情況，練習次數可多可少。

對於沒有疾病的人群，可當做一種強身功法來練，做

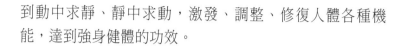

到動中求靜、靜中求動，激發、調整、修復人體各種機能，達到強身健體的功效。

二、動作特點

古代把武術動作練習方法分成內功、外功兩種。所謂「內練精、氣、神，外練筋、骨、皮。」百動圖動作是一種獨特的自我抵抗疾病能力、增強體質的方法。

歸納起來，百動圖動作特點有以下幾個方面：

（一）針對性

對於動作的鍛鍊方法，要熟悉要領，善於掌握。按照個人的體質、病情，因人而異。要辨證地、有針對性地學仿動作。有意識地按照百動圖動作原則，發揮自身的能力。有意識地控制自己的生理功能。

透過動作形態柔和自然的運動變化，配合某一種象形或不象形的動作，使體內機能產生變化。它和一般體育運動有所不同，它不追求短期內身體的激烈運動，而是有意識地學練百動圖動作姿勢，針對性地調治身體某種疾病。

（二）主動性

由於動作變化，是透過自己調整身體內部功能，發揮自身的力量來治病強身，因此要充分發揮主觀能動作用，有信心、有耐心、有決心地堅持鍛鍊，才能逐步獲得效果。

動作療疾的方法與其他一般藥物療法、針灸或推拿等

各種治病方法是不一樣的。

藥物療法是靠藥物性能和醫生技術水準，而動作療疾是由自身鍛鍊去完成治療過程。藥物和手法治病是靠外因和病人的配合，是被動療法。而動作療疾是靠自身內因的主動性，主動性的療法為自然療法。這種療法是積極的、無任何副作用的強身健體療法。

（三）整體性

百動圖的動作是一個整體運動療法，將每一個所需要的動作連接起來，組成一組套路，透過主動鍛鍊來調整身體機能，促使身體從病理向健康轉化。應用動作療疾的方法，要從整體出發，既要充分發揮動作的連貫性，又要重視各種內、外因素，如天氣變化、生活起居、飲食及情緒變化等。

動作練習要因人而異，加以選擇，動作做得標準，不僅可以控制病情、減輕病人痛苦，而且還會收到意想不到的效果。採用輕力或重力，根據自身的體會來應用。同時，病人還應做到情緒樂觀、飲食有節、生活規律以及配合藥物治療。只有體現整體性運動療法，才能充分發揮動作療疾的作用。

（四）意識引導

動作演練有三個組成部分，一者調心，二者調息，三者調身。三者之間相互聯繫、相互促進，具有協同作用。但是調心起著主導作用，在意識作用下支配氣血運行，古人稱它為「以意領氣」。但必須熟練掌握動作要領和正確

姿勢，精神要集中，使全身各部位出現輕鬆舒適的感覺，
再進行誘導。

透過意識來控制自己的生理功能，利用感覺或聽覺信
號來調解自己的病症，使疾病向好的方面發展。所以在訓
練過程中，要將自己掌握的動作要領在意識引導下來達到
調解疾病的目的。

三、百動圖的醫療保健作用

從自然醫學的觀點看，真正使人恢復健康的物質不是
藥物，而是人體自身功能。只要人體自身免疫功能增強，
就具有抵抗各種病毒的能力。大量事實已充分證實「生命
在於運動」、「運動能夠不斷提高人體生理功能」的科學
道理。

透過人體動靜互相轉化，才能使人體處於優化狀態；
只有自我調解，才能使人體內外和諧、陰陽平衡，從而達
到健康。百動圖的動作正是利用這種自我調解、自我修
復、自我促進的自然療法達到理想的防病治病效果。

（一）強心氣、抗衰老

衰老是人類生命過程的必然規律，衰老是在生命過程
中當生物生長發育達到成熟後，隨著年齡的增長，機體結
構與功能方面出現各種衰退的變化。這些衰老變化的過程
可分為兩類：一是生理性衰老，二是病理性衰老。這兩種
原因所引起的衰老很難區別，往往是合併存在、相互影
響，形成一系列複雜的變化。

中醫認為：「人老心衰」、「心不老人不衰」，故衰老主要表現在心。人的心理年齡也很難測量，心其華在面，心血旺盛、面部紅潤、精力充沛，是年輕的象徵。許多老年人堅持有效運動，做出的動作和年輕人一樣，就是因為他的心不衰、心氣足的緣故。

中醫認為「心神安定百病不生」。心神不安是由於心氣虛弱的影響。對心氣的提法，也是一種創造，認為心臟的舒縮功能和推動能力是靠心氣維持的。《素問·應象大論》裏說心藏血脈之氣就是這個意思。心氣旺盛脈緩有力，心氣虛弱推動無力，血液運行就會受到阻礙，就會出現一系列的疾病。心氣似乎是一種綜合性的動力。

百動圖的一些動作，如對掌健心、搓掌緩心氣、頓跟震腦、挾肘震腹等都是針對心氣的盛衰和心腦功能性變化而產生的作用。用動作來調養生氣，增強心肌收縮能力，而且，在每個動作中均有注解。由於動作的鬆靜自然、動靜結合，練養相兼、意氣相依，準確活潑、循序漸進，給心理帶來穩定平衡狀態。

在身體放鬆、情緒安靜的條件下，人的思想和緊張狀態得到良好的改善。避免了不良反應，排除雜念，安定心神，是一切藥物難以代替的療法。

（二）扶助正氣、祛除病邪

中醫學對疾病的認識，是以「正氣」為本的理論。中醫認為「邪之所湊，其氣必虛」及「正氣存內，邪不可干」。「正氣」是指人體抵抗疾病的功能，「邪病」是指各種發病因素。如果人體「正氣」受到一定損害而不能抵

禦病邪的侵襲時就發生疾病。所以疾病的發生與否，決定於「正氣」與「邪氣」兩個方面的因素，也是中醫理論的疾病發生外因和內因的辨證關係。

扶助正氣、祛除病邪，是防治疾病的原則。扶助正氣最好的方法是運動，透過運動訓練，使真氣昇華，增強人體的抵抗能力。鍛鍊時，要充分調動和發揮練習者的主觀能動性，要樹立信心，積極認真並持之以恆。將動作療疾的方法和其他治療的措施有機地結合起來，才能達到扶助正氣祛除病邪的最佳效果。

（三）動作刺激、疏通經絡

《靈樞·海論篇》說：「夫十二經脈者，內屬於臟腑，外絡於肢節。」《靈樞·經別篇》說：「夫十二經脈者，人之所以生，病之所以成，人之所以治，病之所以起……」《靈樞·本藏篇》指出，「經脈者，所以行氣血，而管陰陽、濡筋骨、利關節者也。」

經絡是人體氣血運行的通道，體內臟腑、四肢、五官、皮毛、筋、骨、肉、血脈等都依靠經絡來互相聯絡。主要有十二經脈、奇經八脈，其他尚有十五絡脈、別絡、孫絡等。它通達表裏、上下貫穿，在人體內外無處不到，具有促進生長、陰陽平秘的作用。

百動圖的動作有伸縮反轉、捫拉拔曲、拍打挾提、壓折滾起、抖磕搖晃、捽劈橫接、行踩跺踏等不同的動作方法來刺激經絡和穴位，有規律地運動，以促進全身經絡氣血的暢通。

各關節透過動作的鍛鍊產生變化，使關節靈活。對臟

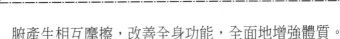

腑產生相互摩擦，改善全身功能，全面地增強體質。

（四）加速熱身、促進血液循環

由動作來刺激全身各部位，使體溫不斷升高、血液循環加快、氣血旺盛，使人體局部毛細血管擴張、皮膚溫度升高，感覺全身發熱、導致排汗，排除體內寒氣、濁氣和病氣，調節周身的微循環。

使靜脈淋巴的回流加速，因而減輕心臟的負擔，提高了心臟的營養和血管的功能，促進了血液循環。

（五）抖動摩擦臟腑、促進消化功能

通過動作的收腹、展腹、扭腰、扭胯，腹部產生了較大幅度的運動，帶動了臟腑之間的相互摩擦，等於清洗了五臟六腑。同時提高了胃腸蠕動和消化吸收能力，加速了新陳代謝和改善了內分泌功能，使臟腑功能保持旺盛。

（六）增強肺活量、提高呼吸功能

由於各種舒展圓活、大幅度的緩慢運動，使呼吸勻、細、深、長、緩，保持腹實胸寬的狀態。這對增強肺組織彈性、加強胸廓活動度、提高肺的通氣和換氣功能有良好的作用。

呼吸量的增強，不但直接對機體起著調和氣血、按摩內臟等特殊功效，而且也有助於思想的安靜和身體的放鬆。

（七）對神經系統的調解

　　習練百動圖的動作，能有效地調解心理和神經系統的平衡，尤其對神經衰弱是最有效的方法。

　　神經衰弱的臨床表現有頭昏、頭痛、腦脹、失眠、多夢、怕聲、眼花、耳鳴、精神不振、疲乏無力、肌肉疼痛、胸腹脹滿、口淡無味、煩躁不安、月經不調、陽痿早洩、記憶力衰退等症狀。

　　透過練習百動圖中的頓跟震腦、側下腰、仙鶴摩唇、扭轉乾坤、跪膝、打跟腳等動作，調整大腦皮層神經細胞的興奮與抑制，改善大腦狀態，修復和改善神經系統的功能。在練習動作時，要神形一致、全神貫注，不斷提高神經系統的自我控制能力。

（八）對骨骼、關節和肌肉的作用

　　百動圖中各種不同的動作會產生不同的效果，只要應用適當，就會對身體各部位的骨骼、關節和肌肉產生良好的影響。動作的弧線形、波浪形、曲線形等變化，加上動作的一張一弛，增加了筋和肌肉的伸縮舒張能力，使其富有彈性。

　　動作促進了新陳代謝，供養充足，增加了鈣的吸收率。使骨骼的形態也產生了變化。骨質變得堅固，提高了骨質的抗折、抗彎、抗壓的能力，不易發生變形。動作還強化了關節的柔韌靈活性，因而提高了人體抗病功能。

（九）達到自我按摩的治療效果

有針對性地使用緩慢抖動、輕拍打、轉動、搖動、震動、擺動、挫擦、拉動筋骨等動作，實質上自然地形成了一種特殊的自我按摩。

這種特殊的鍛鍊過程，可以顯著地改善人的精神和意識方面的生理功能，還能主動地控制心律、血壓和臟腑之間摩擦的運動。同時可以促進暢通水道，幫助津液完成在體內各部位消炎、消化、潤滑、封閉的四大作用。

這是一種具有針對性、主動性、整體性的自我調整，最終達到緩解疼痛、調解神經、舒筋活血、疏通經絡的自我修復、自我按摩的綜合效果。

早在2500年前，希臘著名醫學家希波克拉底就說過：「醫生治病，只不過是大自然的助手而已。」他主張一切回歸自然，真正能夠讓身體恢復健康是我們身體天賦的本能，所以人體自身的修復功能是一種自我保護措施和生命現象。

百動圖正是由動作形成自我按摩的方法，來運化、導引、調整人體機能達到回歸自然、恢復健康的目的。

四、動作的選擇和運用

有規律動作療疾是中國傳統醫學療法之一，實踐證明它不但具有治療疾病的作用，而且能夠強壯身體預防疾病，完全符合現代醫療以預防為主的原則。

動作療疾法是傳統中醫學術體系中的重要組成部分。

所以，有針對性地選擇某種動作進行練習，才能達到療疾和強身健體之目的。

（一）選用動作的條件

在鍛鍊的過程中，既要掌握姿勢和要領，又應根據練習者的體質和病情，分清陰陽虛實、明辨臟腑盛衰，區別對待、靈活運用、因人而異，方能提高療效。

選擇哪些動作，是採用柔和的，還是採用力量較強的，要看個人的身體條件。如心臟病、高血壓、癌症、手術後尚未恢復等疾病的患者，都不能做力量較強的動作，應以慢、柔、緩的方法練習。對於濕寒證、經絡阻隔、關節不利、風濕病等類患者就可以採用較強的動作練習，以儘快使身體康復。

根據自己身體情況適當地選擇適合自己的動作，運動量的大小和動作難度可以靈活掌握。只要循序漸進地練習，就能收到最佳效果。

（二）太極勢內養法

在百動圖的動作中，只要兩手相對，有上下左右形成的抱球勢、旋轉勢、手運轉動勢、弧線畫圓勢，都為太極姿勢。可將這些動作連接起來，當做太極內養功來進行練習。

在姿勢上要柔和不用力，全身各部位要緊密配合，動作升降開合要恰到好處，架勢要平穩，自然圓活，力求速度均勻、前後連綿不斷，來達到「外動而內靜」。同時還要根據自己的病情和體質，再配上相應的太極勢動作，成為外動內養的一種功法來進行訓練。

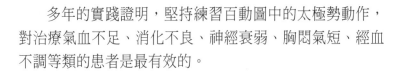

多年的實踐證明，堅持練習百動圖中的太極勢動作，對治療氣血不足、消化不良、神經衰弱、胸悶氣短、經血不調等類的患者是最有效的。

（三）站樁勢放鬆法

在百動圖的站樁勢動作中有弓步樁、馬步樁、虛步樁和站立勢等，都是靠下肢支撐整個身體，下肢不易得到放鬆。所以在做站樁勢動作時要有意識地使下肢得到放鬆，這樣全身才能放鬆。思想意識精神情緒的放鬆、機體鬆弛等反應有利於身體功能的調整和修復。

採用站樁勢的放鬆方法，是上肢的動作帶動下肢動作，形成了上鬆下弛。意識關注到下肢，氣血也隨之下沉，達到全身放鬆。高血壓患者每天做上百次站樁勢動作後的效果明顯好於服用降壓藥所起的作用。

（四）抻拉勢舒筋法

抻拉勢動作會對全身筋、骨、皮、肉等組織產生很強刺激性。抻拉勢動作主要作用是舒筋，由屈彎、壓折、抻拉、扭轉等抻拉勢動作能使人體全身筋的伸縮發生變化。筋拉長後，動作的位置增高，上身的轉動幅度加大，姿勢更加準確到位。

但要注意循序漸進，防止力量過猛造成拉傷。長期練習能使筋骨皮肉之間形成一個有機的整體。只要筋不傷，力量就不會改變，所以舒筋是做各種動作之前必須做的一項準備動作。

抻拉動作不僅舒筋又能活血。因此對於關節的風濕、

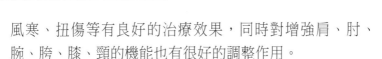

風寒、扭傷等有良好的治療效果，同時對增強肩、肘、腕、胯、膝、頸的機能也有很好的調整作用。

五、拍打勢震動法

百動圖中有許多拍打震動的動作，也是用來治療疾病的重要調治方法之一。在練習的過程中要本著中醫理論辨證法中「病在上、治在下」的原則辨證地使用。

根據動作的基本原則靈活運用，分清陰陽虛實、明辨臟腑的盛衰。動作中的頓跟震腦、挾肘震腹、擊掌調心、搓掌緩心氣，打肩井、打腋包、拍膝、打跟震踝等，都是用下肢震動來刺激上面的頭、用肘手的動作震動臟腑內部。先形成一種由內而外、由外而內，上下相互刺激、相互反應的作用，再針對經穴進行拍打點穴，最終形成了這種自我按摩點穴、拍打震動的治療方法。

這種動作對於治療疼痛、麻木、酸痛、局部疲勞、腹痛等症狀起到很好的療效。

六、摩擦勢化瘀法

摩擦動作在百動圖中，動作非常少，但是療效顯著。如摩腹、擦掌、擦後頸、摩下顎、摩腰等，都是用自己的雙手和自己身體的某個部位相互之間的摩擦、在身體上摩擦轉動產生熱量，這種熱量能祛寒化瘀，是一種自我按摩推拿化瘀的手法，身體上不管哪個部位有疼痛感和不舒適的感覺，只要手能摸到的部位都可以用摩擦的方法來做。

做的時間長短由自己來定，對於治療祛寒化瘀的病症（做到出汗時效果會更好）有顯著的療效。

七、蹲起清洗法

俗話說：「靈丹妙藥不及蹲腿仿年少，腿不衰人不老。」蹲起動作對腎虛、腎寒、胃病、氣血不足、肺氣不足、關節脊椎病、四肢麻木、腰腿痛等常見病都有顯著療效。尤其強化腎功能，要勝於藥物療法。

另外，蹲起運動也是清洗臟腑、健身祛病之妙法。下蹲時將使臟腑器官壓聚成團，上起時身體挺立、又將臟腑器官拉長。這一聚一長，腑臟在腹腔內上下運動、相互摩擦，腹腔內氣體也產生運化，氣體和臟腑之間相互作用，就自然達到了清洗臟腑、促進新陳代謝和血液循環的目的。所以說，蹲起清洗法是既能清洗臟腑又對健腎具有顯著療效。由於蹲腿動作需要一定的體力和力量，體弱和心臟病患者不宜多做。

八、行走勢運化法

行走勢姿勢是百動圖動作中的主要組成部分。有行步走、轉步走、象步走和變步走等幾種步法。動作非常簡單，也是強身健體的妙法之一。

行步的每一個姿勢都具有針對性的功效，但不可能都採用，而應根據各種不同疾病而選擇對應的步伐和運動量。透過行走勢運動，在人體內產生運化，對控制心率、

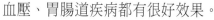

血壓、胃腸道疾病都有很好效果。

行走又形成了襠部的摩擦，促進淋巴、分泌、生殖系統的運化，增強陽剛之氣，對尿頻、尿急、尿不淨、月經不調、失眠、便秘、腎虧、遺精、陽痿、早洩、腎虛寒和腰膝酸痛的病人都有很好的療效。

動作的要領是要注意上下配合，整個動作過程要講究虛實分明、重心要保持平穩，相互連接得法，力求動作準確。只要持之以恆就能收到很好效果。

一、老鼠出洞

蹲起前頂伸出頭　　腳跟不動紮根形
頸椎胸椎腰椎病　　神經中樞得調整

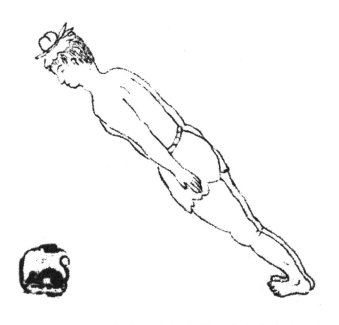

　　老鼠出洞，是三次伸頭觀望動作，其方向為左、右、前三個方向。

　　前輩們經過長期實踐總結，仿學老鼠的動作，對人體的頸椎、胸椎、腰椎之病症均有獨特的調治作用。

【動作】

1.預備起勢

挺身站立，目視前方，雙手臂自然下垂於大腿兩側，中指尖貼於風市穴處。

2.屈膝下蹲，臀下蹲，屈膝，頭前頂，上身下坐成為半蹲姿勢。

3.伸頭前傾，頭向前右側伸出，身向前右側斜，兩腿蹬直，腳跟紮住不動，再回蹲。再向正前，向左前方，屈膝下蹲，伸頭前傾，三個相同動作，反覆去做。

4.收 勢

挺身站立，兩腳與肩同寬，雙手臂自然下垂於大腿兩側，中指尖貼於風市穴處，目視前方，全身放鬆。

【要領】

身體下蹲，勁在腿根，挺勁在腰背，頭向右前側伸出，身體傾斜幅度越大越好，腳跟要站穩，腿、腰、背、頸、頭要直，雙手貼於褲線，不能離開，三個方向動作相同，反覆做，要求身體、腿有斜伸時要直，回身屈膝要求半馬步，放鬆自然。

【作用】

有蹲起腿動作，能增強腰腿背肌肉的力量，身體的前傾，又能加強平衡的能力；頭前伸，能使頸椎、胸椎、腰椎拉長；身下坐，使頸椎、胸椎、腰椎回縮，椎體有伸有縮，使椎節之間，產生伸縮運動，促進氣血循環，對預防骨質增生、椎管狹窄起到抑制作用。

二、二牛相鬥

腰曲臀高身下傾
肘曲臂開舉頂平
頭頂前力勁在腰
頸脊腰椎治骨病

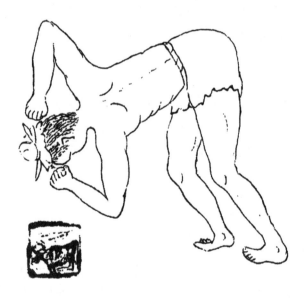

　　二牛相鬥，四蹄蹬地，頭下頂，角上撅，用力向前頂，前衝，是牛發力最強的動作。

　　人仿學牛相鬥的動作，練襠勁和腰背的力量能發揮人

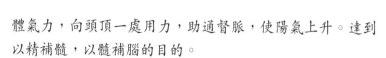

體氣力，向頭頂一處用力，助通督脈，使陽氣上升。達到以精補髓，以髓補腦的目的。

【動作】

1. 預備起勢

挺身站立，目視前方，雙手臂自然下垂於大腿兩側，中指尖貼於風市穴處。

2. 舉拳過頂，雙手握拳舉過頭頂，兩肘屈，成弧形，拳在頭的左右兩側，似牛角，隨頭向前兩側動作。

3. 邁步前屈，左腳前邁，頭身前屈，於腰部平衡，似二牛相鬥動作。

4. 收勢

挺身站立，回到預備勢，為收勢動作左右側同樣。

【要領】

左腳前邁，左腿弓，右後腿蹬，為弓步形，拳隨頭前頂，屈腰用勁在腰背，用腰、胯、腿的力量，控制平衡，左右換步動作相同，放鬆用力，不用拙勁。

【作用】

頭身前傾，大幅度運動，對拉開腰椎、胸椎、頸椎、椎節有不可替代作用，調整椎節之間的循環，預防骨質疏鬆症起到疏筋活血，同時對於背肌、腰肌勞損性疾病有調治作用。

三、虎　伸

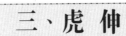

腰曲伸背腿前行
伸臂頭頂背臀平
腰肌勞損皮癆症
拉筋骨皮水道成

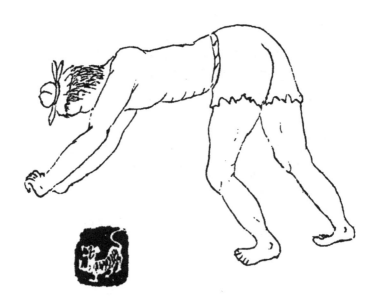

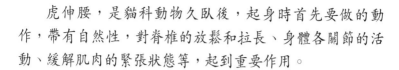

　　虎伸腰，是貓科動物久臥後，起身時首先要做的動作，帶有自然性，對脊椎的放鬆和拉長、身體各關節的活動、緩解肌肉的緊張狀態等，起到重要作用。

【動作】

1.預備起勢

　　挺身站立，目視前方，雙手臂自然下垂於大腿兩側，中指尖貼於風市穴處。

　　2.兩臂下伸，雙手半握拳，向前下伸出，雙手輕扶地。

　　3.伸腰，頭背腰向前下傾，腰背低於臀部，同時左腳前邁半步，左腿膝稍屈，右後腿蹬直，兩腳換步前行，動作似虎在行步中伸腰。

4.收勢

　　挺身站立，回到預備勢，為收勢動作左右側同樣。

【要領】

　　低腰前伸時，雙手臂同時向前伸出，兩腿換步必須形成前後的弓步。收腹緊腰肌，鬆胯，頭起腰下屈，前後兩腳站穩，氣運丹田，回起收勢，站穩後靜幾分鐘再走。

【作用】

　　伸腰能拉筋骨皮、去疲勞、緩解腰背疼痛、脊椎病，是調治腰肌勞損、促進筋脈暢通、升元陽、通督脈、健腎氣的最佳運動。

四、兔子高望

屈膝立足身上挺
抱手胸前眼圓瞪
近視眼疾能調治
耳聰明目心中平

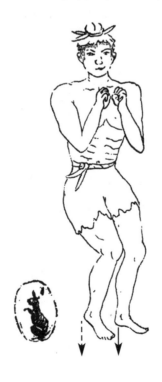

兔子挺身遠觀，看四周一草一木。動物具有較高的警覺性，人仿學兔子挺身觀望動作，細觀遠處的物體，是視線的延長，長期訓練此動作，對近視有調治作用。

【動作】

1. 預備起勢

挺身站立，目視前方，雙手臂自然下垂於大腿兩側，中指尖貼於風市穴處。

2. 雙手抱拳，雙拳抱在胸前，拳心互對，小指向前方向，頸部上伸，頭、背挺，腰直，氣聚丹田。

3. 臀稍下坐，身頭向上挺直，腳尖點地，屈膝半蹲。眼睛瞪圓，向前遠方看去，似兔子高望動作。

4. 收勢

挺身站立，自然放鬆，合手歸丹。

【要領】

兩腳尖點地，力在兩腳尖，上身的平衡，頭上頂，頸上提，眼睛瞪圓遠望去，下注氣腿生力，抱拳於胸前身站穩。

【作用】

腳跟起，腳尖挺立，持續時間稍長，能通七竅，古人有「五趾通竅」之說，能調治眼病，治近視、緩解視線不清等，能促進腎氣上升，達到耳聰目明的效果。

五、龍伸爪

伸爪曲膝足尖立
緊到全身筋骨皮
助氣運化不生疾
神氣精形合一體

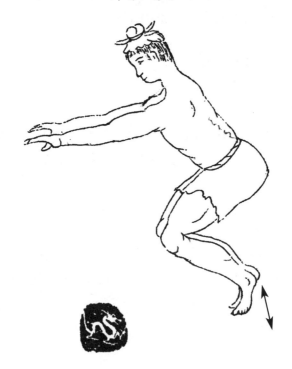

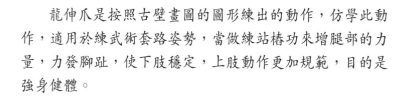

　　龍伸爪是按照古壁畫圖的圖形練出的動作，仿學此動作，適用於練武術套路姿勢，當做練站樁功來增腿部的力量，力發腳趾，使下肢穩定，上肢動作更加規範，目的是強身健體。

【動作】

1. 預備起勢

　　挺身站立，目視前方，雙手臂自然下垂於大腿兩側，中指尖貼於風市穴處。

　　2. 伸爪下蹲，雙手臂前伸，稍高於肩，肘稍屈，兩臂與肩同寬，兩腳併齊，屈膝下蹲，兩腳尖點地，腳跟立起，膝向前頂出，身向前傾，目視雙手間。

　　3. 龍伸爪，前伸手爪型，下半蹲，龍伸爪動作，停頓一段時間，再起身收勢。

4. 收勢

　　兩腳併齊，挺身站立，雙手臂自然下垂於大腿兩側，中指尖貼於風市穴處，目視前方。

【要領】

　　下蹲時，收腹收胯，上肢部位，要放鬆穩定，下肢用勁，緊肌骨、筋皮，力在足尖。

【作用】

　　腳尖點地，意氣下行，腿生力，強筋壯骨，升陽氣，促進血液循環，通經活絡，心火下行，燒腎水，助腎陽，宜補心氣。陰陽相交，保持身體的平衡。

六、蛇越嶺

雙指壓在合谷上　　劍指掌形不平常
兩手畫弧用內氣　　行走彎曲蛇形狀
疏筋治血助水道　　胃肝疾病腎虛寒
通利關節解毒火　　每天一走去病源

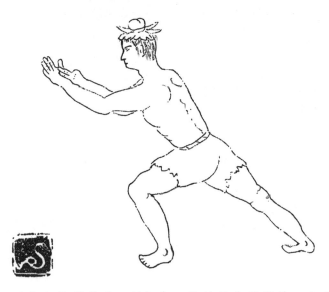

蛇爬山越嶺屬於S形行走，是蛇的本能動作。人仿學蛇越嶺行走，主要是步形和身形手形，步行走為S形，腰左右兩側屈，手臂兩側擺動，手為頭腳為尾，象形蛇行步，練腰和各部關節的柔軟和靈活。

【動作】

1. 預備起勢

挺身站立，目視前方，雙手臂自然下垂於大腿兩側，中指尖貼於風市穴處。

2. 弓步劍指掌，左腳前邁，成弓步形，身頭前傾，左手臂前伸，虎口張開立掌，右手握成劍指形，食指中指併攏，指尖壓在左手的虎口間，合谷穴上，隨左手臂前伸，雙肘稍屈，左手指尖與目一平，成弓步劍指掌形。

3. 蛇步越嶺，雙手劍指形，在胸前從右向左前方畫圓弧，後右腳前邁左側一步，前右腿弓形，後左腿蹬直成為弓步形。雙後劍指掌，再向右前畫圓弧，後左腳再向右側前邁一步，前左腿弓形，後右腿蹬直，成為弓步形，左右反覆斜側前行成為蛇行步。

【要領】

雙手劍指掌的動作在胸前左右畫弧，邁左腳成弓步時，頭向右半轉，眼向右看，腰稍向右擰轉。為蛇形屈身，如果邁右腳成弓步時，頭向左半轉，眼再向左看，腰稍向左擰轉。為蛇形步，連起走成為蛇越嶺。

【作用】

由於步行曲線形，雙手在胸前畫弧動作，腰部形成了側屈腰，擰胯活動，肩、肘、腕、胯、膝各關節的曲線形運動，對頸椎脊椎腰椎產生運化，促進背部穴位，對於祛風散寒，調整勞損性的疾病，促進各關節的潤滑和臟腑之間的摩擦，是最有效的調治動作。

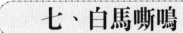

七、白馬嘶鳴

提膝平衡兩手傾
張口喊叫大聲靈
眼亮開喉耳聰明
加深呼吸氣喘平

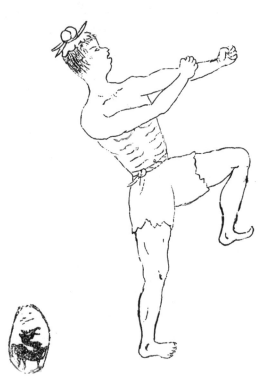

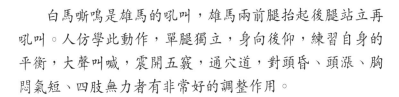

　　白馬嘶鳴是雄馬的吼叫,雄馬兩前腿抬起後腿站立再吼叫。人仿學此動作,單腿獨立,身向後仰,練習自身的平衡,大聲叫喊,震開五竅,通穴道,對頭昏、頭漲、胸悶氣短、四肢無力者有非常好的調整作用。

【動作】
1.預備起勢
　　挺身站立,目視前方,雙手臂自然下垂於大腿兩側,中指尖貼於風市穴處。
　　2.獨立提膝,左腿屈膝提起,左腳尖向上鈎。左手握拳臂抬起過頭,右手握拳抬到左肘位置,右肘屈。左拳前,右拳後,身稍向後仰,向右側轉半體,頭向後仰時張開嘴,大喊,似馬抬起兩前腿,大叫嘶鳴的動作。
3.收勢
　　左腳回原位,雙手臂自然下垂於大腿兩側,中指尖貼於風市穴處,目視前方,全身自然放鬆。

【要領】
　　大喊聲要洪亮,抬腿要儘量高抬,右腿站立時要穩,雙手握空拳,前後分開,頭稍向後仰,稍收腹,帶腰勁,兩手臂和提起的左腿腳要放鬆。

【作用】
　　獨立勢張口叫喊,聲能震耳震腦,震動五竅,開喉,闊胸,加深呼吸能力,提高肺活量,使全身的運動平衡和耐力增強。

八、桑羊蹬枝

桑羊蹬枝獨腳懸
舉臂收腹膝曲彎
腎氣通開心氣長
促氣脈絡血循環

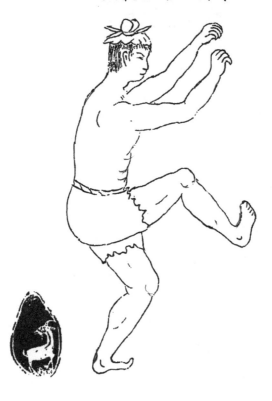

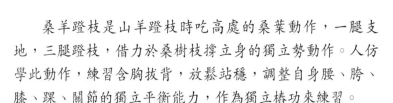

桑羊蹬枝是山羊蹬枝時吃高處的桑葉動作，一腿支地，三腿蹬枝，借力於桑樹枝撐立身的獨立勢動作。人仿學此動作，練習含胸拔背，放鬆站穩，調整自身腰、胯、膝、踝、關節的獨立平衡能力，作為獨立樁功來練習。

【動作】

1. 預備起勢

挺身站立，目視前方，雙手臂自然下垂於大腿兩側，中指尖貼於風市穴處，全身放鬆。

2. 獨立蹬枝，左腿膝稍屈站穩，右腳抬起，膝屈，膝頂高於腰部，右腳尖向上鈎。雙手臂高舉過頭，兩手指鈎為爪形，左手稍高於右手，肘稍屈，形成上下鈎手。身體上挺，目前看，似羊蹬枝吃桑葉的動作。

3. 收勢

落腳身挺立，雙手臂自然下垂於大腿兩側，中指尖貼於風市穴處，目視前方，全身自然放鬆。

【要領】

羊蹬枝動作是三腳懸空，一腳紮根站立，提膝收腹，頭前伸，獨立平衡，上身穩健，連續動作時可以左右換腿，上肢動作相同。

【作用】

心放鬆，體放鬆，練習桑羊蹬枝動作，能解疲勞、四肢乏力、腦供血不足，促腎陽上升，補心氣，疏通任、督二脈，促進氣血循環的作用。

九、猴吊臂

吊臂遊蕩身懸空　手臂叫力身放鬆
壯膽強心調肝氣　拉筋肌骨臟腑清

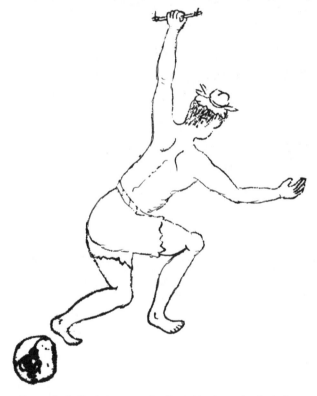

　　猴子單吊臂是指抓住高處的物體，身體懸空，形成前後晃動的猴子玩耍動作。人仿學此動作，練肩臂的力量，

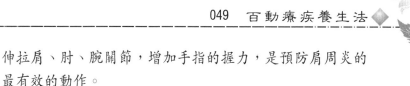

伸拉肩、肘、腕關節，增加手指的握力，是預防肩周炎的最有效的動作。

【動作】

1. 預備起勢

挺身站立，目視前方，雙手臂自然下垂於大腿兩側，中指尖貼於風市穴處，全身放鬆。

2. 吊臂蕩

左手上伸抓住頭上的樹枝，雙腳離開地面，身體懸空，右腿上提，屈膝過腰部，腳尖向上，右手臂自然前後伸，隨身擺動，右手抓住樹枝，臂伸直，身體前後遊蕩，成為吊臂遊蕩動作。

3. 收勢

腳落地身挺立，雙手臂自然下垂於大腿兩側，中指尖貼於風市穴處，目視前方，全身自然放鬆。

【要領】

手抓樹枝吊臂，手握枝不能太緊，留有活動的空間，以免傷手，以身體的重量拉開肩、肘、腕關節，勁在肩臂之上，提膝收腹的一腿，稍叫一點勁，下垂的另一腿屈膝後要放鬆，兩手臂要交換做，動作相同。

【作用】

吊臂晃動，拉肩臂、筋和背、胸、肺、肌，促進臟腑之間的蠕動，有強心肌調心氣的功能，使身體變輕宜減肥，對肩周炎有很好的療效。

十、金雞上架

提膝挺立收腹胯　兩手平端對指架
生平不得坐骨病　減肥氣平降血壓

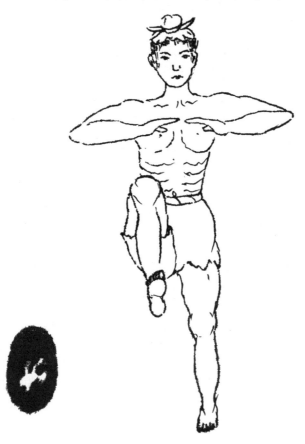

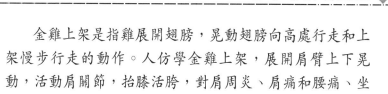

　　金雞上架是指雞展開翅膀，晃動翅膀向高處行走和上架慢步行走的動作。人仿學金雞上架，展開肩臂上下晃動，活動肩關節，抬膝活胯，對肩周炎、肩痛和腰痛、坐骨神經痛有很好的調治作用。

【動作】

1. 預備起勢

　　挺身站立，目視前方，雙手臂自然下垂於大腿兩側，中指尖貼於風市穴處，全身放鬆。

　　2. 獨立上行，雙手握空拳，拳頂相對，端平於胸前，屈肘臂平肩。右腿向前抬起，膝頂與小腹相平，腳尖向上，腳心朝前，左腿挺直站穩，右腳落地左腳抬起前行，換步上肢動作，保持原型，似雞上架的動作。

3. 收勢

　　腳落地站穩，身挺立，雙手臂自然下垂於大腿兩側，中指尖貼於風市穴處，目視前方，全身自然放鬆。

【要領】

　　提膝邁步，五趾抓地前行，屈肘抬平於肩，雙手平端於胸前，身挺直，一腿抬起，另一腿稍下蹲，兩肘隨身上下晃動，相同於上臺階，雞上架動作。

【作用】

　　屈膝抬腿前行的動作對腰胯平衡能力，有很重要的作用，屈膝下蹲腳趾鉤力，產生熱量，促進血液循環加快，通開水道，增強肺功能，開竅於皮毛。對關節炎、風濕、腿痛、腰膝酸軟、坐骨神經痛等有很好的療效。

十一、靈犬鈎土

鈎手搖指晃肩膀　甩動臂腕有力量
胸悶氣短心煩燥　動療也得百次上

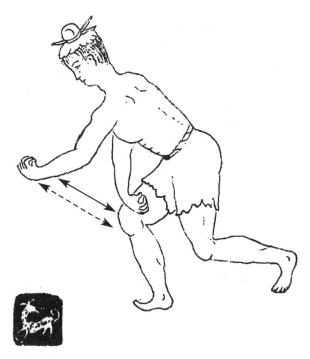

靈犬鈎土有兩種作用，一種是夏天太熱，犬鈎出新鮮土，散發涼氣，犬吸這種涼氣來解熱。另一種是犬被鎖住的時間過長，使犬消化不良，用這種運動來達到消化正常

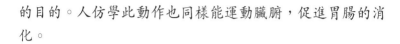

的目的。人仿學此動作也同樣能運動臟腑，促進胃腸的消化。

【動作】

1. 預備起勢

挺身站立，目視前方，雙手臂自然下垂於大腿兩側，中指尖貼於風市穴處。

2. 屈身鈎手，兩手拇指、食指連接，握成空拳，身向前屈腰，雙手臂前伸落地，左手在前，右手在後，中間相隔半臂遠，兩膝稍屈左腿前，右腿後，左手回鈎，右手伸前再回鈎，兩手臂互換動作相同。兩腿前行，成為犬鈎土型的動作。

3. 收勢

挺身站立，雙手臂自然下垂於大腿兩側，中指尖貼於風市穴處，目視前方，全身放鬆。

【要領】

肩隨手臂動作帶動胸部肌肉自然形成含胸拔背，兩手前後鈎動，兩肩前後轉動，步法可以前後左右轉到一個方向，鈎土動作，眼觀雙手，學得犬鈎型，力在前後兩腿。

【作用】

由肩臂帶動胸部運動，對胸悶氣短、心煩意亂、肩背痛等病症，都有調治作用。由於挾襠行走，摩擦陰竅，可助外陰生熱，一陽生起，提高性功能，升陽氣補心氣，心腎相交，平衡陰陽的作用。

十二、豬拱千斤

頭頂肩扛身上起
腿臂支助強腰肌
慢起是為均衡勁
空作百次解傷氣

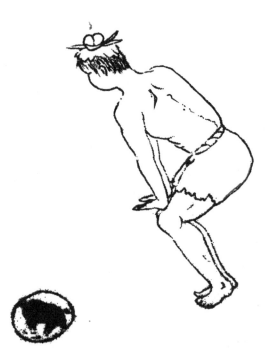

豬拱是動物本能尋找食物的動作，成豬的拱力有千斤。人仿學此動作，豬拱動作運動，頸椎和胸椎、腰椎節來緩解背肌和腰肌緊張和疲勞。

【動作】

1.預備起勢

挺身站立，目視前方，雙手臂自然下垂於大腿兩側，中指尖貼於風市穴處。

2.扶膝蹲步，兩手臂直立，掌根扶壓在左右膝上，臀下蹲，腰屈，頭身向前傾斜，屈膝併齊，雙腳平開半步，成半馬步站穩。含胸拔背，頭上頂，嘴前翹，頸上伸，背挺，似豬向前拱的動作。

3.收勢

挺身站立，雙手臂自然下垂於大腿兩側，中指尖貼於風市穴處，目視前方，全身放鬆。

【要領】

兩手臂扶膝呈馬步型，頭上頂，嘴拱翹起，活頸椎，用頸椎的短距離上下運動，促進胸肩背脊，伸縮，產生內氣的運轉。

【作用】

豬拱千斤動作，做上百次以後，對調治傷氣、傷力之症非常有效。另外對胸悶、氣短、腰酸背痛、肌無力都有很好療效。豬拱千斤調傷力，含胸拔背，練內氣，手扶膝頂氣下通，任督脈行真氣衝。

十三、蛹　動

輕身形柔手臂起
摟氣入丹晃動體
上下擺動活氣血
十二經通連臟氣

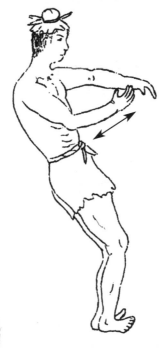

蛹動是前後左右的晃動、是無方向、無規律的運動、是自然的生命運動。人仿學這種自然運動的方法是最自然運動，全身放鬆，雙手抱守丹田，是站椿練功主要的功法。

【動作】

1. 預備起勢

　　挺身站立，目視前方，雙手臂自然下垂於大腿兩側，雙手中指貼於風市。

2. 抱式觸動

　　右腳平開於肩同寬，膝稍屈，身稍向後仰，兩手抬起到上腹部，肘臂成圓弧形，兩手心對上腹，全身放鬆前後晃動，似蛹動。

3. 收勢

　　停止晃動，站穩，右腳平並回到左腳一平，目視前方。雙手臂自然下垂於大腿兩側，中指貼於風市穴處。全身放鬆。

【要領】

　　站立勢自然晃動，坐北向南，意守丹田，放鬆自然。動作似蛹動。

【作用】

　　身體放鬆晃動，自然調整呼吸，大腦得到休息和解除疲勞，對於失眠、調和氣血、疏筋通絡都有治療作用。

十四、古猿奪食

曲膝半蹲掌前推　　五指抓握轉收回
十指連心換手用　　助進心氣陰陽平

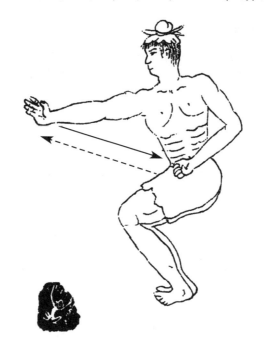

　　古猿奪食動作是模仿猿最有力的出手方法，作為武術
的手上功，可單獨訓練，來增加手臂的力量。長期練習，
可以健身袪病，練出手上的功夫。

【動作】

1. 預備起勢

挺身站立，目視前方，雙手臂自然下垂於大腿兩側，中指貼於風市穴處。

2. 馬步奪食

右腳側平邁開於肩同寬，腿屈膝半蹲，呈馬步型。右手五指張開到右側腰間，向前推直，臂伸直，掌心朝前，指尖向上，五指向右側轉抓握成拳，拳心朝上時捲回收到右側腰間，左手動作於右手動作相同，兩手連續做百次，練手指及大、小臂的力量，此為古猿奪食動作。

3. 收勢

兩腳收回，腳跟相併，目視前方，全身放鬆，挺身站立，雙手自然下垂於大腿兩側，中指貼風市穴。

【要領】

古猿奪食動作是本家武術的手上功法，意在手指用力，十指連心，用力前推掌收回抓指用力，推抓為緊，手回到腰間放鬆，一緊一鬆反覆練習，馬步腳趾用力內鉤，氣聚丹田。

【作用】

經常做古猿奪食的動作能保持手上所練出的功夫不減退，是增加臂力和五指力的最有效功法，能調整心氣，助長臂力。透過動作的一鬆一緊，運化機體，對心氣不足、四肢無力、疲勞、肩臂酸痛、腰背痛、風濕風寒等症都有調治作用。

十五、大雁高飛

展胸開臂轉腰胯　　曲膝後坐腿力生
助血流暢利胃腸　　化瘀順氣調肩病

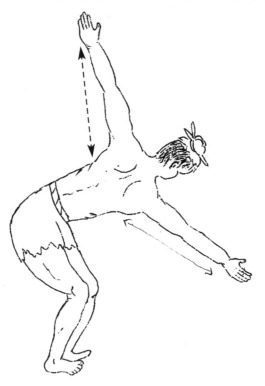

　　大雁高飛是指大雁在天空中飛翔的動作。人仿學此動作，展臂闊胸，穩步站樁，平衡身體，可開心竅，解胸

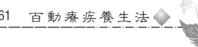

悶，利宣發。

【動作】

1. 預備起勢

挺身站立，目視前方，雙手臂自然下垂於大腿兩側穴處。中指貼於風市穴外。

2. 雙腿併攏，屈膝下蹲，呈馬步型。身稍前傾，頭身向左側轉半體，兩手臂隨身轉向左側展開。手臂回收左右兩側，頭身再向右側轉半體，兩手臂隨身轉向右側展開。左右動作相同，做百次。

3. 收勢

挺身站立，雙手臂自然下垂，全身放鬆。於大腿兩側中指貼於風市穴處。目視前方。

【要領】

雙腿併攏下蹲呈馬步形，身轉撐，轉腰腹，胸部展開，兩臂開合幅度較大，穩固下盤，腿腳用力紮根，上肢輕漂，似大雁高空飛翔。展胸腹，收胸腹，開合撐轉兩側，反覆做此動作。

【作用】

扭動、撐轉、展胸、展腹的相連動作，能使頸椎、胸椎、腰椎各節有效活動，緩解疲勞，以免得勞損性疾病。扭動還能帶動胃腸的蠕動，促進消化；展胸既能治胸悶氣短、胸痛、肩周炎等疾病，又能預防胸部、腰部的疾病。

十六、雄獅抖背

抖背活肩腰胺傾

腰腿疼痛神經病

做到百次調胸悶

治癒氣短身變輕

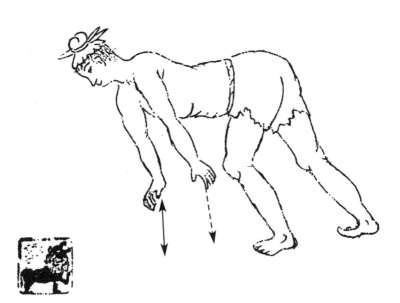

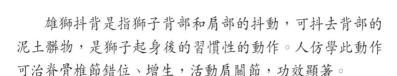

雄獅抖背是指獅子背部和肩部的抖動，可抖去背部的泥土髒物，是獅子起身後的習慣性的動作。人仿學此動作可治脊骨椎節錯位、增生，活動肩關節，功效顯著。

【動作】

1. 預備起勢

挺身站立，目視前方，雙手臂自然下垂於大腿兩側，中指貼於風市穴處。

2. 獅抖背

左腳前邁半步，膝稍屈，右腿蹬直，腰前屈，頭身前傾與腰一平，雙手臂直立向下，兩掌心對地，五指張開，離地寸遠，雙手臂直立向上提抖肩背，成為邁步弓形，身前屈腰形，似雄獅抖背動作。

3. 收勢

挺身站立，雙手臂自然下垂於大腿兩側，中指貼於風市穴處，目視前方，全身放鬆。

【要領】

肩背的上下抖動，腰腹助力，邁步的兩腿紮根站穩，屈腰與臀一平，兩臂垂直，手半握拳，不接觸地面，抖時向上，放鬆向下，前行邊走邊抖，似雄獅抖背動作。

【作用】

長期練此動作可使上身輕靈，可長腰腹的力量，拉長筋骨，靈活脊椎。

十七、白貓洗臉

半蹲挺身雙手起

摩面洗臉皺紋去

調治面部老年斑

天天做次面顏麗

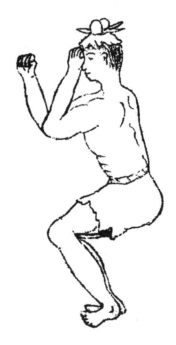

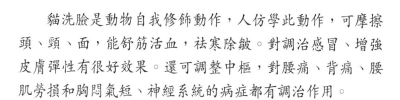

貓洗臉是動物自我修飾動作，人仿學此動作，可摩擦頭、頸、面，能舒筋活血，祛寒除皺。對調治感冒、增強皮膚彈性有很好效果。還可調整中樞，對腰痛、背痛、腰肌勞損和胸悶氣短、神經系統的病症都有調治作用。

【動作】

1. 預備起勢

挺身站立，目視前方，雙手臂自然下垂於大腿兩側，中指貼於風市穴處。

2. 貓洗臉

兩腿併攏，膝下半蹲呈並膝馬步，身挺直，兩手半握拳，右手拳眼對準左側面部，左手拳眼對準右側面部，由內而外，向外摩擦，雙手拳交叉摩擦運動，似貓洗臉動作。

3. 收勢

挺身站立，雙手自然下垂於大腿兩側，中指尖貼於風市穴處，目視前方，全身放鬆。

【要領】

併步馬步型，站穩，收腹、挺身、脊腰挺直，兩臂隨手自然擺動，拳眼摩擦面部，動作要輕。力在下盤，氣貫丹田。

【作用】

用拳摩擦面部，摩至眼部，可除皺紋，還可活血，使面部皮膚紅潤，養顏，抗衰老。

十八、蛙形彈

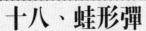

馬步開胯側肘平
彈起上跳換肘頂
刺激會陰調二竅
生殖疾病遺尿精

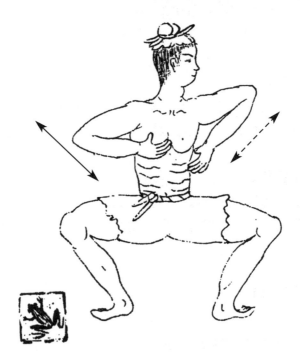

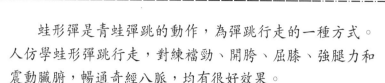

　　蛙形彈是青蛙彈跳的動作，為彈跳行走的一種方式。人仿學蛙形彈跳行走，對練襠勁、開胯、屈膝、強腿力和震動臟腑，暢通奇經八脈，均有很好效果。

【動作】

1. 預備起勢

　　挺身站立，目視前方，雙手臂自然下垂於大腿兩側，中指貼於風市穴處。

2. 蛙形彈跳

　　雙手臂提起雙手到胸前，雙手指相對，手心對胸，屈肘與兩肩一平。頭正，屈膝下蹲，呈馬步型，開胯，腳尖向兩側分開，腳跟相對做成蛙形，向前彈跳，一起一落，往前行，似蛙形彈跳。

3. 收勢

　　挺身站立，雙手臂自然下垂於大腿兩側，中指貼於風市穴處，目視前方，全身放鬆。

【要領】

　　上下彈跳時，要保持蛙形，收腹開襠，腳尖彈起，目視前方，屈膝腿叫力，腰挺、開胯，兩腿力要平衡。

【作用】

　　蛙形彈跳能活腰胯、練襠力，是坐形彈跳的功法。長期練習能強胯骨，氣衝會陰促陽督，補腎氣，化瘀通水陰氣生，身體強壯。

十九、蠍子翹尾

半跪膝頂尖點地
兩臂側起手面齊
壓胯挺腰拉腹肌
胯骨坐骨能治癒

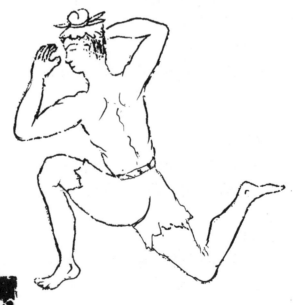

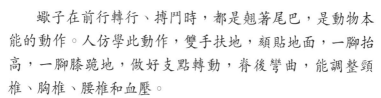

　　蠍子在前行轉行、搏鬥時，都是翹著尾巴，是動物本能的動作。人仿學此動作，雙手扶地，頷貼地面，一腳抬高，一腳膝跪地，做好支點轉動，脊後彎曲，能調整頸椎、胸椎、腰椎和血壓。

【動作】

1. 預備起勢

　　挺身站立，目視前方，雙手臂自然下垂於大腿兩側，中指貼於風市穴處。

2. 蠍子翹尾，兩手指尖相對，掌心朝下，屈肘，雙手抬起到胸前，肘尖高於肩，身向下，臀下蹲，左腿呈弓形，右腿膝跪點地，前後拉開襠，胯下壓，右腳向後抬起與臀一平，腳心朝上，頭身向前傾斜，目視前方，似蠍子翹尾動作。

3. 收勢

　　挺身站立，兩手臂自然下垂於大腿兩側，中指貼於風市穴處，目視前方，全身放鬆。

【要領】

　　頭高、尾（左腳高）高、中間腰低，成為一個弧形，右腳和左膝兩點落地支撐，壓胯展腹動作，右腳可以左右移動和轉動，力量平衡在右腳。兩腳互換動作相同。

【作用】

　　脊椎後彎曲，胸肋骨兩側展開是強制活開脊椎各節的動作，對椎節的疾病有特殊的療效，能去骨風，解骨硬；拉長腹肌具有理氣、通經之功效。

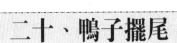

二十、鴨子擺尾

晃頭擺尾小步走
曲膝摩骨手伸後
擺手晃臂柔勁行
練到百次盛火休

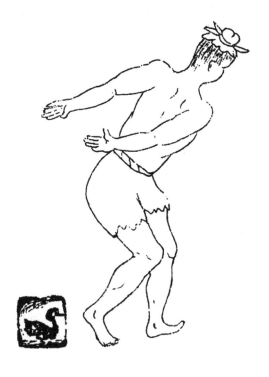

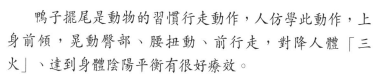

鴨子擺尾是動物的習慣行走動作，人仿學此動作，上身前傾，晃動臀部、腰扭動、前行走，對降人體「三火」、達到身體陰陽平衡有很好療效。

俗話說：鴨子擺尾袪三火，「心火、肝火、胃火」，就是這個道理。

【動作】

1. 預備起勢

挺身站立，目視前方，雙手臂自然下垂於大腿兩側，中指貼於風市穴處。

2. 鴨子擺尾

頭身向前傾與腰一平，兩手臂向前伸直，手心朝上，稍高於腰部，腰向前屈。兩腿並膝，稍前屈膝，左腳前邁半步，右腳跟抬起腳尖點地，頭身晃動，臀部左右擺動，似鴨子擺尾動作。然後換成右腳前邁半步，動作相同。

3. 收勢

挺身站立，雙手臂自然下垂於大腿兩側，中指貼於風市穴處，目視前方，全身放鬆。

【作用】

做鴨子擺尾動作，可去三火：心火、肝火、胃火，中醫說「內有三火傷元神」，難入眠，擾五志和七情。因此，做鴨子擺尾動作可解除三火。

二十一、母熊奪子

上下抱球腳前鉤　含胸拔背氣不丟
神形一致身法靈　真氣運到帶脈中

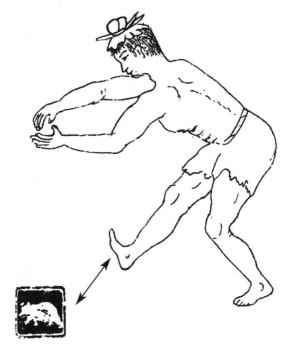

　　母熊奪子是武術前輩看到母熊從另一頭熊懷裏奪回小
熊的一個動作，成為習武人訓練的一招，非常實用，代代

相傳。慢動作以含胸拔背，收腹提膝，上下抱球，又是練氣的一種好方法。

【動作】

1. 預備起勢

挺身站立，目視前方，雙手臂自然下垂於大腿兩側，中指貼於風市穴處。

2. 母熊奪子

兩手上下抱球到胸前，兩肘內稍彎屈，兩臂成弧形。頭身隨手臂向前探，收腹屈腰，含胸拔背。右腳同時向上鉤起，腿前伸直邁出一步遠，腳尖朝上與左膝一平，左腿膝稍屈獨立站穩，雙手回摟抱到胸腹前，前後抱球兩手臂互換動作相同。

3. 收勢

挺身站立，雙手臂自然下垂於大腿兩側，中指貼於風市穴處，目視前方，全身放鬆。

【要領】

雙手上下摟抱到胸腹前時，收腹屈腰，含胸拔背，氣沉丹田，在上鉤腳落地後，前邁一步，上下換手摟抱，同時右腳上前提鉤，兩腿要站穩，保持平衡。成為左右反覆連續行走，動作表情自然。

【作用】

解除背腰勞損和腰背疼痛，促進消化能力，調整機能，活血化瘀。長期練，能使背肌腰和四肢能力增強。

二十二、壁虎爬牆

舉臂提膝兩面行　調整肋腰脊椎病
神經衰弱疲癆解　做到熱身陰陽平

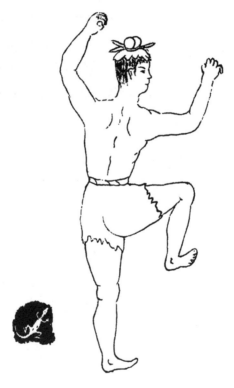

人仿學壁虎貼在牆上爬行的動作，在練習時，應換腿
站立，兩面側屈腰，左右兩側造型。似晃動爬行，保持側

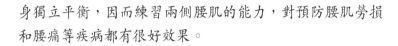

身獨立平衡，因而練習兩側腰肌的能力，對預防腰肌勞損和腰痛等疾病都有很好效果。

【動作】

1. 預備起勢

挺身站立，目視前方，雙手臂自然下垂於大腿兩側，中指貼於風市穴處。

2. 壁虎爬牆

左右手臂從兩側舉起，手指半握稍過頭，肘屈於手臂之間成弧形，頭稍向右轉，眼觀右手，身挺立，左腿挺立站穩，右腿提膝，獨立平衡的腳上鉤，形似壁虎爬牆動作。

3. 收勢

右腳下落和左腳一平，挺身站立，雙手臂自然下垂於大腿兩側，中指貼於風市穴處，目視前方，全身放鬆。

【要領】

右腳抬起，左腿站穩，頭向右轉，如左腳抬起時右腿站穩，頭向左轉，連續反覆作此動作。主要練習身體的轉動平衡，獨立的平穩，舉臂轉動腰背的協調性，頭眼隨手兩面轉動，又有向上爬的動作，使腰背向上拔起，腰椎、胸椎、頸椎拉長。

【作用】

能緩解腰酸背痛，調治肋、神經、腰椎病、胸椎病、前列腺炎、膝關節疾病等。有助於加快心臟的供血，能很快地熱身，緩解精神疲勞。

二十三、象行走

兩手下壓身前傾　　提膝前行落腳平
雙手用力深呼吸　　哼哈二力心氣生

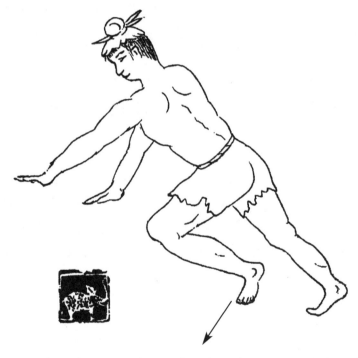

　　大象行走，四肢前行，步伐氣壯有力。人仿學象行走
動作是雙腳落地，兩手進行下壓（無實物的空壓），是用

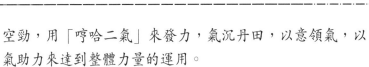

空勁，用「哼哈二氣」來發力，氣沉丹田，以意領氣，以氣助力來達到整體力量的運用。

【動作】

1. 預備起勢

挺身站立，目視前方，雙手自然下垂於大腿兩側，中指貼於風市穴處。

2. 象行走，左腳前邁抬起，身前傾，左手前下壓，雙手心向下與腰一平，右手隨左手後面回拉18公分遠下壓，手下壓時，左腳落地。腿成弓步形。右腳前邁抬起，右手前下壓，左手隨右手後面平回拉18公分遠下壓，雙手心向下與腰一平，右腳落地，腿成弓形步，依此向前行走，為象行走動作。

3. 收勢

挺身站立。雙手臂自然下垂於大腿兩側，中指貼於風市穴處，目視前方，全身放鬆。

【要領】

第一步前行，前手掌壓力，用力的聲音是「哼」，第二步前行，後掌變前掌的壓力，用力的聲音是「哈」，用心力發出的音，為「哼哈」二氣。顯示出大象前行力量。練出手掌寸力和抖力。

【作用】

調整人體平衡，對四肢酸軟、神經衰弱、消化不良等症有良好的效果，能強筋壯骨，促心肺氣。

二十四、燕子點水

燕勢平衡站穩步

力在一腿襠勁鬆

四肢分開似點水

調整中樞健胸靈

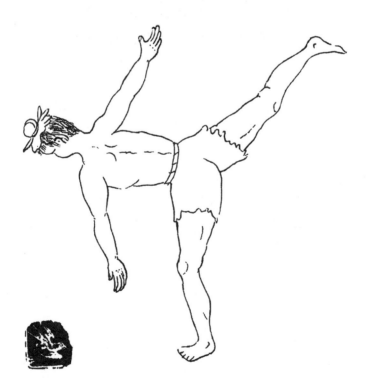

燕子點水是指燕子飛行中下落點水向上飛起，短時間內點水的動作。人仿學瞬間點水動作做為人體平衡功夫的訓練。能身穩心靜、放鬆身心，達到調整肺氣的宣發和理氣通血的作用。

【動作】

1. 預備起勢

挺身站立，目視前方，雙手臂自然下垂於大腿兩側，中指貼於風市穴處。

2. 燕子點水

身前傾與腰一平，兩臂向左右伸開，左腿站立，站穩，右腿向後伸直到最高處，頭稍向上點抬起，成為燕勢平衡動作。換腿站立，動作相同。

3. 收勢

右腳回收與左腳併平，挺身站立。雙手臂自然下垂於大腿兩側，中指貼於風市穴處，目視前方，全身放鬆。

【要領】

動作要站穩平衡，四肢張開，成燕勢平衡，力在一腿，兩手和另一腿都要放鬆。頭稍上抬，拉緊腹肌，脊骨橫平腰隨頭向上屈，另一腿抬起，拉開襠胯。軸力在腰。

【作用】

闊胸拉胯，調治胸悶氣短，心氣不足，中樞神經失調，能強腰腹之力。身輕如燕，宜減肥胖。

二十五、狐狸拜月

雙拳相對於胸前
一腿曲膝一腳懸
生陽到中通經絡
任督二脈自成圓

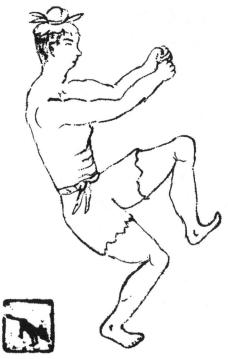

狐狸拜月是指狐狸前腿抬起，身體挺立，單腿站穩，向著月亮方向，晃動前爪。人仿學此動作是武術練站樁功夫的一種方法。透過練習能夠快速地進入放鬆入靜，行氣自然的練功狀態。

【動作】

1. 預備起勢

　　挺身站立，目視前方，雙手臂自然下垂於大腿兩側，中指貼於風市穴處。

2. 狐狸拜月

　　兩手握空拳平端於胸前，兩肘稍變屈，拳心相對18公分遠。目視兩手拳，臀稍下蹲，身挺直，右腿膝稍屈獨立站穩。左腿提膝高於腰部，屈膝腳上鈎，腳與右膝一平，成為狐狸拜月動作。換腿站立，動作相同。

3. 收勢

　　挺身站立，左腳併到右腳一平，雙手自然下垂於大腿兩側，中指貼於風市穴處，目視前方，全身放鬆。

【要領】

　　獨立站穩後，心身放鬆。目視雙拳似看非看，保持動作姿勢，形成站樁式的練功狀態。入靜練得真氣運行。

【作用】

　　單腳跟站穩，久練腿力，強筋壯骨，陽氣生，腰腹之力，速增長。能通開任督二脈，促腎氣，促水道，臟腑正氣運化。

二十六、雄鷹展翅

兩臂分開胸懷展　調整肺虛帶哮喘
心絞痛症慢動作　連作百次胸悶緩

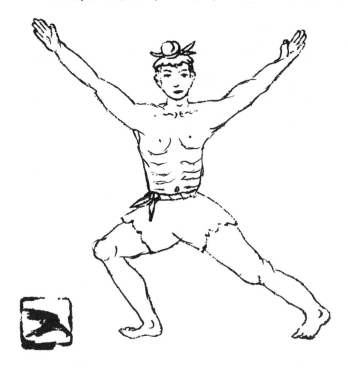

　　雄鷹展翅是指鷹展開翅膀，騰飛之前的動作，孕育著巨大力量的爆發。人仿學此動作，張開兩臂左右轉動，闊

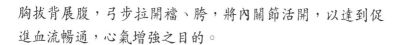

胸拔背展腹，弓步拉開襠、胯，將內關節活開，以達到促進血流暢通，心氣增強之目的。

【動作】

1. 預備起勢

挺身站立，目視前方，雙手臂自然下垂於大腿兩側，中指貼於風市穴處。

2. 雄鷹展翅

兩手臂向左右兩側展開，右腿前邁，屈膝成弓步，身隨手臂向左右兩側轉動，後腿再前邁又形成弓步，弓步前行，手臂回到腹前，隨身轉動兩側而張開，連續作此動作，形似雄鷹展翅。

3. 收勢

挺身站立，後腳併到前腳一平，於立正姿勢，雙手臂自然下垂於大腿兩側，中指貼於風市穴處，目視前方，全身放鬆。

【要領】

手臂要伸直，開臂展胸，大弓步拉開襠部，四肢展開，動作應不快也不慢，連續作數百次，姿勢要求舒展，大開大合。目視正前方，用餘光看手，步法站穩。

【作用】

闊展胸腹，含胸拔背動作能調整肺功能，對肺氣虛、中氣不足、胸悶氣短、心臟病、腰酸背痛、肩周炎等，都有緩解和調治作用。做上數百次，功效非凡。

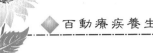

二十七、仙鶴摩唇

馬步蹲襠手扶膝
心平氣和頭下低
下頷摩到前胸脯
調治頸椎腦路通

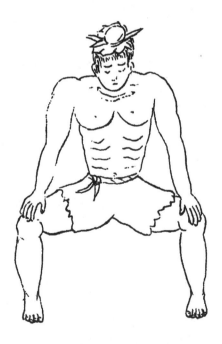

鶴頸椎有病時，低頭晃動，摩它的頜下唇，以改善頸椎的症狀。人仿學它的動作，經常練習此動作，對調治頸椎病有很好的療效。

俗語說：仙鶴摩唇，治頸椎，就是這個道理。

【動作】

1. 預備起勢

挺身站立，目視前方，雙手臂自然下垂於大腿兩側，中指貼於風市穴處。

2. 仙鶴摩唇

兩腳張開寬於肩，臀下蹲屈膝呈馬步，兩手扶在兩膝上，成為支撐型，頭下低，下頦貼胸脯上端，頭左右擺動，頦產生左右摩擦，形成仙鶴摩唇的動作。

3. 收勢

挺身站立，左腿右腿合併，兩手自然下垂於大腿兩側，中指貼於風市穴處，目視前方，全身放鬆。

【要領】

馬步站穩，支撐的兩手臂不動，只是頭擺動，下頦在摩擦。內動在頸椎，成四平八穩態，靜中有動。心平氣和。

【作用】

「仙鶴摩唇，治頸椎」，是先師所說。此動作為馬步樁，支撐兩手臂，使動作更加穩定，對頸椎病引起的頭痛、頭昏、偏頭痛、肩背疼痛都有調治作用。

二十八、鹿　伏

身輕如燕學鹿跑
肺主皮毛達四梢
心肺增強氣血旺
呼吸加深體質好

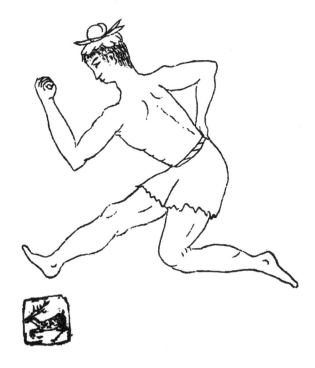

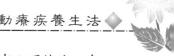

　　鹿伏就是鹿跑，在傳統武術練輕功中有六項練法，包括貓穿、狗閃、兔滾、鷹翻、鹿伏、貉行。其中鹿伏是飛毛腿主要訓練方法。學習鹿跑拉開筋骨皮，舒筋、活絡、活血化瘀，促進身體的強壯。

【動作】

1. 預備起勢

　　挺身站立，目視前方，雙手臂自然下垂於大腿兩側，中指貼於風市穴處。

2. 鹿伏

　　鹿伏又叫鹿跑，手握成拳，雙肘屈成直角，前後擺動，手抬高到頭目前位置，手下落到腰間。前腿騰空邁出，腿伸直，後腿屈膝後抬起，右手拳抬，左腿騰空邁出，慢步跑起，目視前方，兩腿正步跑，學得鹿伏（跑）動作。

3. 收勢

　　挺身站立，兩腿並直，雙手臂自然下垂於大腿兩側，中指貼於風市穴處，目視前方，全身放鬆。

【要領】

　　鹿伏動作是跳起跑動，姿勢、身體向前傾斜，跑起的動作不能變形，不能太快，身輕如燕，四肢前後擺動，要協調，呼吸自然入深，放鬆跑動。

【作用】

　　助呼吸，增肺氣，促心力，加強氣血循環，熱身快，舒筋活血，長練可以身輕，體質增強，為最佳的健身動作。

二十九、刺猬團身

頭下圍身臂垂蕩

含胸收腹背上闊

拉動筋骨祛濁氣

促進俞穴調脈絡

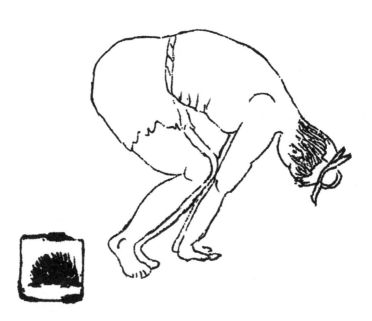

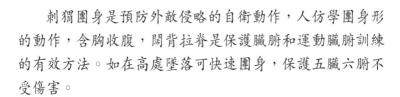

刺猬團身是預防外敵侵略的自衛動作，人仿學團身形的動作，含胸收腹，闊背拉脊是保護臟腑和運動臟腑訓練的有效方法。如在高處墜落可快速團身，保護五臟六腑不受傷害。

【動作】

1. 預備起勢

挺身站立，目視前方，雙手臂自然下垂於大腿兩側，中指貼於風市穴處。

2. 刺猬團身

身前傾頭下低，雙手臂垂直下落到雙腳尖前半尺處，雙手掌扶地，雙腿屈膝，兩膝頂到前臂內肘處，兩腳跟上提，腳尖點地，頭下低到與膝肘一平，頭、背、臀成圓弧形，形似刺猬團身的動作。

3. 收勢

挺身站立，雙手臂自然下垂於大腿兩側，中指貼於風市穴處，目視前方，全身放鬆。

【要領】

身團，背闊，吸氣運背，將背肩腰臀肌肉繃緊，腳尖和雙手掌扶地，為四角落地，動作平穩，像刺猬展刺動作。

【作用】

拉開椎節，調腧穴，活血化瘀通脈絡，上身團形，含胸收腹，闊開背部，精氣上陽督，真氣內存百病不生。

三十、貉行走

慢跑行速肢開放
輕胯提氣腳後揚
熱身活血疏經絡
臟腑不衰人久長

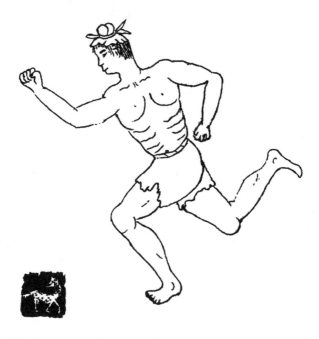

　　貉行走，輕靈快速，行走如飛，是武術的「夜行術」功夫訓練法。人仿學練貉行走，練出行走耐力和速度，久

練可以身輕如燕，行走如飛。長期訓練能促進消化功能和減輕體重，是很好的減肥方法。

【動作】

1. 預備起勢

挺身站立，目視前方，雙手臂自然下垂於大腿兩側，中指貼於風市穴處。

2. 貉行走

兩手握拳，右手拳前伸上提到面前30公分遠，肘稍屈，左手拳後下伸到腰後間，眼看右手拳，左腳前邁屈膝走起，右後腿屈膝腳揚起，腳跟與後臀部一平，身稍向前傾斜，走起後腳再邁依此前行，似貉行走動作。

3. 收勢

停止走，挺身站立，雙手臂自然下垂於大腿兩側，中指貼於風市穴處。目視前方，全身放鬆。

【要領】

走起又像跑，行走土飛揚，跑形慢行走，四肢有勁頭，前行三里熱身活，跑形連起不變形，目視前方，呼吸自然，腳下輕靈。大步邁開，兩臂前後拉開，四肢運動大幅度張開。有力、緩慢、柔合的象形動作。

【作用】

熱身快，四肢開，闊胸腹，舒筋活血，運臟腑，活腰、活胯、踝穩紮，肺呼強，足宣發，氣促血行，功能不衰，命久長。

三十一、預勢攬海

靜心氣　平呼吸
身放鬆　自然立
口腔內　舌尖轉
津液生　利消炎

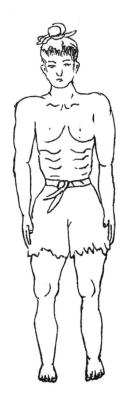

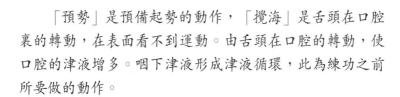

「預勢」是預備起勢的動作，「攪海」是舌頭在口腔裏的轉動，在表面看不到運動。由舌頭在口腔的轉動，使口腔的津液增多。咽下津液形成津液循環，此為練功之前所要做的動作。

【動作】

1. 預備起勢

挺身站立，目視前方，雙手自然下垂大腿兩側，中指尖貼於風市穴處。

2. 攪海

站立勢不動，身放鬆，舌在口腔內，順時針轉動，攪起攪出津液，咽入丹田。反覆做幾次之後，靜心站立不動，意守丹田。

3. 收勢

挺身站立保持原勢不動，舌在口腔內停止轉動，可以接下一個動作，當作組合套路的第一個動作的起勢動作。

【要領】

全身放鬆自然，心平氣和，舌尖在口腔轉動，津液增多後，咽入丹田（小腹），行、坐、站，都可做此動作，但以站姿為最佳。

【作用】

益生津，助消化，治口乾舌燥，潤五官，通七竅，入丹田，化氣養心，降三火（心火、肝火、胃火），調整心神不安。

三十二、頓跟震腦

跟上起　挺身立　　重力下　頓足力
壹震頤　貳震骨　　參震筋　肆神主
調失眠　解多夢　　開智能　定神形

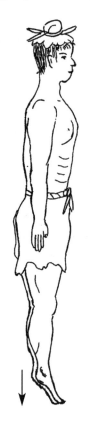

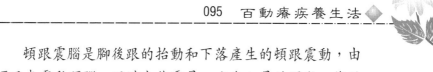

　　頓跟震腦是腳後跟的抬動和下落產生的頓跟震動，由頓跟來震動頭腦，同時也能震骨，名為入骨的運動，能通神竅，使大腦反應靈敏。有開竅、寧神之功效。

【動作】

1.預備起勢

　　挺身站立，目視前方，雙手自然下垂大腿兩側，中指尖貼於風市穴處。

2.頓跟震腦

　　後腳跟抬起，腳尖點地，上身直立上起為挺趾，兩腳跟快速下落，為頓跟動作，再起再落，為先挺趾後下落頓跟，成為完整的頓跟震腦動作。

3.收勢

　　腳跟落地後，全身放鬆，保持原來的姿勢。

【要領】

　　身挺直立，跟起時小腿、大腿、腰、腹、背、肌肉都在用力，腳跟下頓時，全身肌肉又突然放鬆，重力全部落腳後跟上，頓跟的力又傳頭上，反覆做，此為頓跟震腦。

【作用】

　　由頓跟的下作用力，傳到頭部產生震腦動作。視師早以見術，此法為「開智，定神之妙道」，震到頭靈氣通，五竅開明，能開智能，心神定，震到筋骨，骨髓生滿，骨質堅硬。強筋壯骨，震到臟腑，六神歸主，奇經八脈不失衡，清氣奔崑崙，濁氣歸地府。乾坤運化陰陽平。能調疾病更有神通，失眠多夢能解除，耳鳴喉痛火下行，提跟下震助中氣，精氣神形合一體。

三十三、蹲腿（又稱蹲起動作）

下蹲腿　挺起身　　活腰胯　練脊骨

調胃腸　清臟腑　　袪寒極　腎氣足

熱身快　通血脈　　體質強　身變輕

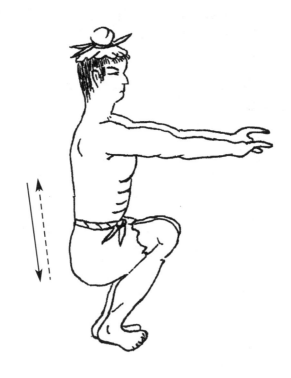

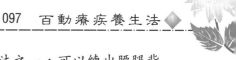

蹲腿是腿功最重要的訓練方法之一，可以練出腰腿背勁力，同時對清洗臟腑有很好的療效。只有蹲起能使臟腑產生伸縮動作，由伸縮動作來清洗臟腑，增強臟腑的運化功能。

【動作】

1. 預備起勢

挺身站立，目視前方，雙手自然下垂於大腿兩側，中指尖貼於風市穴處。

2. 蹲腿

雙手臂伸平於肩，手伸平，手心向下，雙手距離與肩同寬。兩腳平開與肩同寬，身向下，臀下坐，腿屈膝，臀貼後小腿肚。再站起立，手臂型不變，頭正，身挺立直，成為上起下蹲動作。

3. 收勢

挺身站立，雙手臂放下，自然下垂於大腿兩側，中指尖貼於風市穴處。

【要領】

蹲腿又叫蹲起，這一起一蹲，屈的是膝關節，練的是大腿、小腿、腰、背、腹肌，隨著蹲起，腹部的收縮，五臟六腑內裏的緊縮和提拉。以練腿部的力量，又能清洗臟腑。

【作用】

師語俗話：「靈丹妙藥不及蹲腿方年少」，「腿不衰人不老」。蹲起強身自古有道。屈膝蹲腿似練功，清洗臟腑經脈通，熱身活血化氣瘀。健腎補陽助神靈，日蹲百次強筋骨，苦練此功身變輕，百動求得長生路，導引祛病自身行。

三十四、側下腰

側屈腰　活胯腋
拉筋長　潤節骨
調腰椎　治頸病
補骨髓　帶脈通

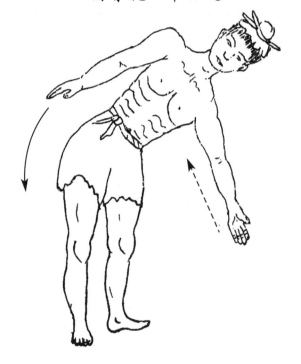

側下腰又稱側屈腰，兩側下屈腰，鍛鍊左右兩側腰肌，能夠增強在武術搏擊中躲閃能力和腰轉動的靈活性，每日練習側下腰百次，是武術腰功的基礎，透過側下腰訓練還能預防腰肌勞損和腰椎病等。

【動作】

1. 預備起勢

挺身站立，目視前方，雙手自然下垂於大腿兩側，中指尖貼於風市穴處。

2. 側下腰

左腳側平開半步，與肩同寬，腰向左側屈，左手臂向側下伸到最低位置，腰再向右側屈，右手臂隨向右側下伸到最低位置。左右兩側反覆做數百次。

3. 收勢

身挺立，腳側收併平，雙手自然下垂於大腿兩側，中指尖貼於風市穴處，目視前方，全身放鬆。

【要領】

全身放鬆，拉兩側腰肌和兩側筋，活胯、腰椎、胸椎，向兩側屈，兩腿保持直立，目視正前方，餘光觀手，意在小腹。

【作用】

防止腰椎、胸椎病，調治腰肌勞損症，通達帶脈開命門，陰蹺陽蹺自交成。肝氣不舒內勢盛，思慮過度敏神經，每日側腰數十次，心腎相交陰陽平。

三十五、對　掌

身站立　開兩臂　　掌相對　調心氣
陰陽合　指連心　　活血脈　療心疾

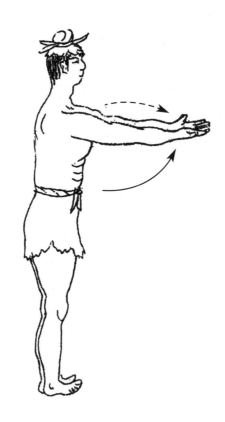

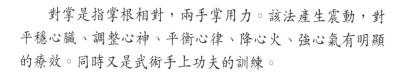

對掌是指掌根相對，兩手掌用力。該法產生震動，對平穩心臟、調整心神、平衡心律、降心火、強心氣有明顯的療效。同時又是武術手上功夫的訓練。

【動作】

1. 預備起勢

挺身站立，目視前方，雙手自然下垂於大腿兩側，中指尖貼於風市穴處。

2. 對掌（又叫對擊掌）

站立勢不動，兩手臂伸直提起平於肩，從左右兩側向正前方合擊對掌，擊側掌根和正掌根，震擊後雙手臂又回兩側褲線位置，連擊百次，目視雙手。

3. 收勢

挺身站立，雙手臂自然下垂於大腿兩側，中指尖貼於風市穴處，目視前方，全身放鬆。

【要領】

兩手合擊對掌，勁用在兩掌根，反覆對擊，震動雙臂，傳震到胸部和心臟。

全身其他部位，保持站立放鬆姿勢。擊掌百次力量均勻，呼吸平穩。

【作用】

對掌震心，對掌健心，對掌緩心氣，震動掌根抖十指，十指連心，經脈通，震到胸中治心病，肺心疾病能調整，降下心火神志清，對擊震掌抖動筋，演武練功要修心。

三十六、挾肘震腑

身挺立　挾兩臂
稍曲肘　運臟氣
調三焦　排結石
震臟腑　心有力

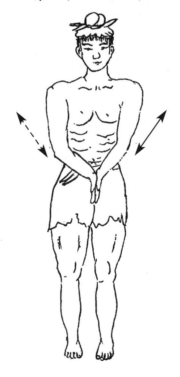

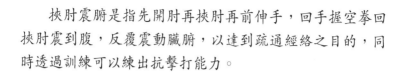

挾肘震腑是指先開肘再挾肘再前伸手，回手握空拳回挾肘震到腹，反覆震動臟腑，以達到疏通經絡之目的，同時透過訓練可以練出抗擊打能力。

【動作】

1. 預備起勢

挺身站立，目視前方，雙手自然下垂於大腿兩側，中指尖貼於風市穴處。

2. 挾肘震腑

雙手或半握拳或掌，屈肘，手提到腹部，兩肘向兩側張開，抬平於肩，兩肘回收挾肘，震動兩側肋骨，臟腑，雙手前伸，平於肩，肘抬張開時雙手擊到前胸腹，反覆做百次。

3. 收勢

挺身站立，雙手放鬆下垂於大腿兩側，中指尖貼於風市穴處，目視前方，全身放鬆。

【要領】

挾肘，震肋骨，震到腑，挾肘首先要輕用力，後要加重力量，挾肘震到肋，雙手震到前胸腹，反覆震動，手臂肘有用力，其他身體部位要放鬆，呼吸自然。

【作用】

挾肘震肋腑，回手震胸腹，肘手運用開合力，震動摩擦鐵杉功，震到臟腑心勁生，調整三焦排濁氣，奇經八脈通，水到渠成助運化，活血化瘀除邪症，長年演練病不生。

三十七、收腹深呼

挺身立　平開臂
深呼吸　胸上提
宜中氣　助肺力
運胃腸　解表裡

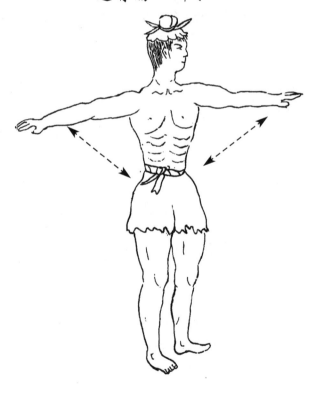

收腹深呼吸，吸氣胸脹起，收腹「呼」胸放鬆，小腹脹起，由上下深呼吸來推動臟腑運動，用呼吸來強化臟腑的運化能力。

【動作】

1. 預備起勢

挺身站立，目視前方，雙手自然下垂於大腿兩側，中指尖貼於風市穴處。

2. 收腹深呼

左腳側平開半步與肩同寬，兩手臂向左右兩側提平於肩，吸氣收腹，兩手臂放下回到原位，呼氣放鬆，上身隨著手臂上提時，稍向左右轉動少半個身位。目視前方，反覆動作。

3. 收勢

身轉正，腳側平收與另一隻腳併平，雙手臂自然下垂於大腿兩側，同於起勢。

【要領】

吸氣時胸隨手臂上提，收腹，呼氣時胸隨手臂下落，腹回落原形，隨著身體稍左右的轉動，來加深呼吸，動作要求緩慢。

【作用】

宜中氣，促肺氣，解表裏，合宣發，心氣不足緩慢起，動作放鬆深呼吸，運動胃腸消化良，胸悶氣短能治癒。

三十八、展翅提肘

身站立　側展臂　　曲肘形　肘上提
腋開合　排邪氣　　活肩周　關節利
調胸悶　袪脇痛　　氣短症　能調治

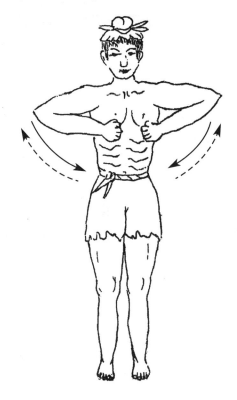

學的是鷹展翅，人練是提肘，肘開，腋張開，配合呼吸。吸是上提開肘，呼是落下合肘，由連續開肘合肘動作，達到活開肩節，闊開胸肋，能助心肺功能，促進血液循環，用這個動作可預防胸、肩、背的疾病。

【動作】
1. 預備起勢
挺身站立，目視前方，雙手自然下垂於大腿兩側，中指尖貼於風市穴處。

2. 展翅提肘
左腳平開半步，與肩同寬，雙手握空拳，屈肘抬起，指平於肩，雙拳頂相對，距離一拳遠，兩肘臂提到胸前。拳頂相對心對胸，兩肘臂下落貼到兩肋，雙拳在胸前穩住不動，小臂稍斜，立胸腹前，兩肘再抬起，反覆做此動作。

3. 收勢
腳回收平於兩腳，雙手自然下垂於大腿兩側，中指尖貼於風市穴處，同於起勢。

【要領】
站立全身放鬆，肘起肘落，活兩肩周，配合呼吸，肘起吸，肘落呼，平息緩動，不用力，空拳頂相對位置不動，肘的起落幅度越大越好，腋窩張開閉合，自然運動。

【作用】
活肩周，解胸悶，去肋痛，滑關節，中氣不足提肘端，腋窩排邪肘頂尖，落枕肩炎背酸痛，每日練習身放鬆。

三十九、挫　掌

身挺立　臂上起
前後挫　與肩齊
用腰勁　利腰肌
溫熱手　緩心氣

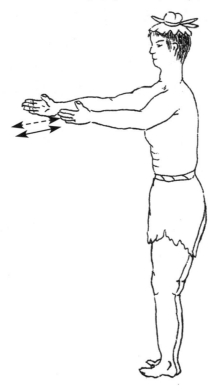

挫掌，兩掌摩擦，直臂挫掌，能緩解心氣練腰力和肘力，同時又能練出伸手的速度。摩拳挫掌，是練者和自家武術手上功夫重要的必練方法。

【動作】

1. 預備起勢

挺身站立，目視前方，雙手自然下垂於大腿兩側，中指尖貼於風市穴處。

2. 挫掌

兩手臂正前方提起，端平於肩，五指併攏伸直，掌心相對互貼，互相摩擦，回收掌肘中指到另一手掌的腕處。兩掌反覆摩擦挫掌，目視雙手掌。

3. 收勢

挺身站立，雙手臂自然下垂於大腿兩側，中指尖貼於風市穴處，目視前方，全身放鬆。

【要領】

兩手掌摩擦稍加合力挫掌動作由慢到快，用的是腰勁，腰稍半轉體形成動作，雙肩前後伸縮，來完成挫掌動作，先快速後慢動，逐步再快，但呼吸自然。

【作用】

挫掌是練手上功夫、快速出手的功法。十指連心，練的是手，發勁於心。用腰勁練腰肌，濕熱手傳熱身，祛寒風，治肩病，解心痛，去心火。日挫千次，陽氣生，半轉腰勁傳肩井，意到氣到臂手尖，二氣合一力當先。

四十、轉　腰

站立形　撐腰腹
活帶脈　強腰肌
利中樞　化袪瘀
合命門　調腎虛

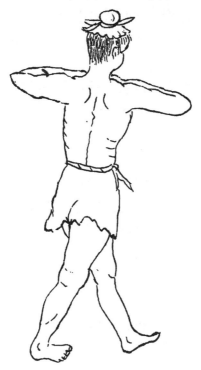

轉腰是動作的變換和方向的變化，是武術中最重要的基本功訓練之一。長期練轉腰運動對腰肌勞損、強壯腰腹機能有很好調整作用。

【動作】

1. 預備起勢

挺身站立，目視前方，雙手自然下垂於大腿兩側，中指尖貼於風市穴處。

2. 轉腰

左腳前邁一步，兩手臂抬起屈肘，雙手握成空拳，拳心朝下，拳頂相對，到頦下胸前，肘與肩一平。身向左轉半身。目視前方，右腳再前邁，身再右轉，形成行步兩側轉動，動作相同。

3. 收勢

身體轉正，挺身站立，雙手臂自然下垂於大腿兩側，中指尖貼於風市穴處，目視前方，全身放鬆。

【要領】

轉腰，有站立勢轉腰，有行走勢轉腰，轉腰就帶撐胯，身體轉動，要求不宜太快，扭轉幅度慢慢加大，速度慢慢加快，動作放鬆自然。

【作用】

活腰椎，強腰肌，通帶脈，調腎虛，脊椎腰痛轉腰腹，日練數次活化瘀，通利椎節活腧穴，舒筋活絡解陰虛。

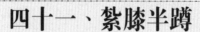

四十一、縶膝半蹲

臀下坐　膝前頂
身下蹲　重心平
活關節　祛炎症
解寒極　治膝痛

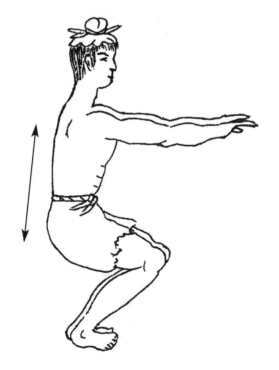

膝稍屈，前頂，下紮，臀稍下半蹲，後腿挺立，膝直立。反覆動作。能活利關節，增強腿力和蹲腿的速度及躲閃能力，同時對膝軟也有一定療效。

【動作】
1. 預備起勢
挺身站立，目視前方，雙手臂自然下垂於大腿兩側，中指尖貼於風市穴處。

2. 紮膝半蹲
兩手臂前伸，平於肩，兩膝向前頂，臀稍下半蹲，腳下不動，身上起腿站直，反覆做。

3. 起勢
挺身站立，目視前方，雙手臂自然下垂於大腿兩側，中指尖貼於風市穴處，目視前方，全身放鬆。

【要領】
紮膝是稍帶半蹲，腿屈膝前頂，臀稍下蹲，以屈膝動作，帶動大腿和臀腰的動作，用力活膝關節。

【作用】
去寒解痛利關節，補腎壯陽去風邪，舒筋活血通水道，強筋壯骨除病魔。膝紮練得腿快走，下山行走腿不抖，墜落功夫千數練，武功拳腳是高手。

四十二、上　跳

身下蹲　上跳起
展胸腋　提雙臂
心氣上　五臟利
宜減肥　化血瘀

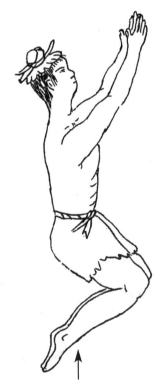

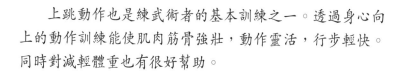

上跳動作也是練武術者的基本訓練之一。透過身心向上的動作訓練能使肌肉筋骨強壯，動作靈活，行步輕快。同時對減輕體重也有很好幫助。

【動作】

1. 預備起勢

挺身站立，目視前方，雙手臂自然下垂於大腿兩側，中指尖貼於風市穴處。

2. 上跳

身向下，臀下蹲，手臂後伸，手臂上揚過頭，腿向上跳起，兩腳落地後，身向下，臀下蹲，手臂再向後伸，再向上跳起，反覆做此動作。

3. 收勢

挺身站穩，目視前方，雙手臂自然下垂於大腿兩側，中指尖貼於風市穴處。

【要領】

手臂上揚，腿上跳，身拉長匀速跳動，呼吸自然，跳動起身應不限高度，展開胸腹，提乳拉腹，屈膝上彈起，腳尖下反的作用力，使身體上起，落地要輕，下蹲上跳起動作要放鬆。

【作用】

身向上的動作，能使體內臟腑產生上下運動，多次演練，可為清洗臟腑，是最佳運動方法。熱身快速傳心裏，化瘀通血心有力，運五臟運六腑。身心健康有正氣。

四十三、折　踝

身站立　開兩臂
踝內折　下助氣
收襠緊　趾連心
活踝關　練強筋

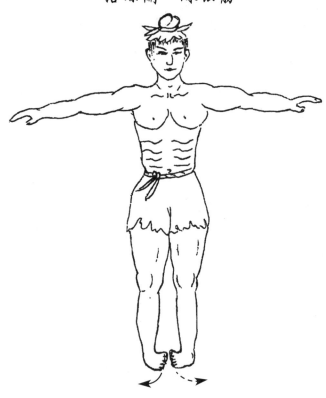

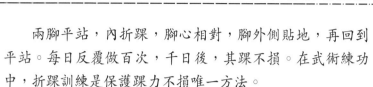

　　兩腳平站，內折踝，腳心相對，腳外側貼地，再回到平站。每日反覆做百次，千日後，其踝不損。在武術練功中，折踝訓練是保護踝力不損唯一方法。

【動作】

1. 預備起勢

　　挺身站立，目視前方，雙手臂自然下垂於大腿兩側，中指尖貼於風市穴處。

2. 折踝

　　兩手臂向兩側抬起與肩一平，腳向側開半步與肩同寬，兩腳內翻，腳心相對，兩大腳趾向上，將踝內折，腳外側面貼地，腳向外折，腳掌心、腳跟貼地，這樣反覆折踝關節。

3. 收勢

　　雙手臂自然下垂於大腿兩側，中指尖貼於風市穴處，挺身站立，目視前方。

【要領】

　　折踝為活踝，站立勢腳的反折運動，練活踝關節，實驗做此動作，很容易挫傷踝關節，開始要慢速去做，慢慢加快，動作是折踝，練的是腿內側肌和襠勁。

【作用】

　　折踝關節，日演千次功，其踝不損，折踝功法練襠勁，趾連心意練強筋，日行千里學太保，折踝飛腳是神功。意下行助氣於踝，趾心連，腳下生根腿力生。

四十四、打跟腳

臀下蹲　打後跟　　激懸鐘　震崑崙

膝酸軟　肌無力　　腿腳麻　能治癒

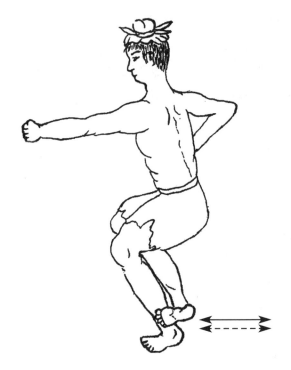

一腳站穩，另一腳用背撞擊後腳跟踝處，雙腳互相打擊。前行撞擊動作。震擊「崑崙穴」。腳跟站穩腳有紮根之力，震動腰腎，有強腎、強筋壯骨和腳下生根的作用。

【動作】

1. 預備起勢

挺身站立，目視前方，雙手臂自然下垂於大腿兩側，中指尖貼於風市穴處。

2. 打跟腳

左腳前邁半步，臀下蹲，呈馬步型，左手握空拳，臂向前伸與肩一平，右手握空拳回收到右肋下腰間。右腳抬起，折踝腳掌心朝右側用腳背踝前彎曲處向左腳跟腕處撞擊，右腳前邁一步，左腳再撞擊右腳跟腕處，前行邁步連續做。

3. 收勢

挺身站立，兩腳合併站穩，目視前方，雙手臂自然下垂於大腿兩側，中指尖貼於風市穴處。

【要領】

行步打跟，先輕後重，打跟腳互擊生根之功，右手前伸，左腳打跟，而左手前伸，右腳打跟，被擊打的是獨立半蹲馬步型，擊打生根，步伐稍慢，後腳打跟速度要快，被打的前腳跟震動力越強越好，練得腿穩跟牢。腰胯腿叫力，上身手臂放鬆，頭正自然。

【作用】

打跟腳是武功必練之法，歷代祖師都以嚴教此法，重視此法，是增加腿力最有效的方法。在養生方面，打跟震踝陽氣法，調治膝軟腿無力，麻木腫脹能治癒，強筋壯骨神氣精。

四十五、跪　膝

屈膝跪　臂前伸
壓髕骨　通脈經
調中樞　氣血通
不失眠　耳目明

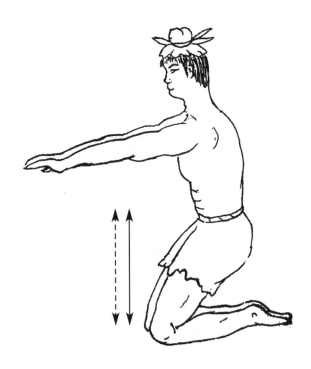

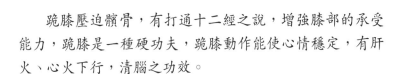

　　跪膝壓迫髕骨，有打通十二經之說，增強膝部的承受能力，跪膝是一種硬功夫，跪膝動作能使心情穩定，有肝火、心火下行，清腦之功效。

【動作】

1. 預備起勢

　　挺身站立，目視前方，雙手臂自然下垂於大腿兩側，中指尖貼於風市穴處。

2. 跪膝

　　雙手臂向前平端於肩，屈膝下跪，併腿兩腳心朝上，上身放鬆，目視雙手，跪一刻鐘後起立，再跪，連續做。

3. 收勢

　　起身站立，目視前方，雙手臂自然下垂於大腿兩側，中指尖貼於風市穴處。

【要領】

　　每次跪膝時間不少於一刻鐘，可以更長，還可以跪起，連續做，再跪膝一刻時辰，兩手臂前伸直，兩手心朝下，並腿跪膝，重力從腳轉到膝髕骨，全身重力壓迫髕骨，放鬆身體其他部位，來緩解髕骨的痛感，放鬆全身。

【作用】

　　是對髕骨產生刺激，壓迫髕骨痛感強，人有意識去解除痛感使心氣下引，心火下降，有清腦調失眠、解胸悶、通經活血的作用。

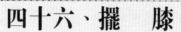

四十六、擺　膝

提膝起　獨立站
向外擺　膝畫圓
活二竅　胯環轉
激會陰　利通便

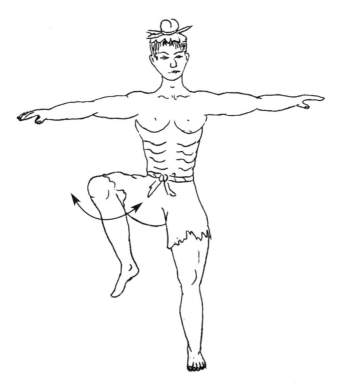

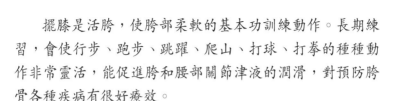

　　擺膝是活胯，使胯部柔軟的基本功訓練動作。長期練習，會使行步、跑步、跳躍、爬山、打球、打拳的種種動作非常靈活，能促進胯和腰部關節津液的潤滑，對預防胯骨各種疾病有很好療效。

【動作】

1.預備起勢

　　挺身站立，目視前方，雙手臂自然下垂於大腿兩側，中指尖貼於風市穴處。

2.擺膝

　　兩手臂向兩側（左右）伸平，手心朝下與肩一平不動，左腿站立，右腿提膝，腳尖向下，膝和腰一平，從正面，向右側面擺膝。腳下落站穩，左腿提膝，側擺膝，動作與右腿相同。

3.收勢

　　右腿下落，與左腿平挺立，雙手臂放下，自然下垂於大腿兩側，中指尖貼於風市穴處。

【要領】

　　兩臂伸開，全身放鬆，提膝連續換腿外擺膝動作，是胯部的運動。膝向外擺，畫成半圓形，運動了內胯骨關節為活內胯，另一腿站穩獨立平衡，自然呼吸。

【作用】

　　活內胯，活會陰穴、環跳穴，能防坐骨神經痛，能解腰膝酸軟，胯活動作靈，生津潤滑膝關節，放鬆臀肌、大腿肌，為熱身動作的主要方法。

四十七、邁步頓跟

挺身行　前邁步
立足尖　下頓跟
抖髖骨　震委中
疏筋脈　兩脈衝

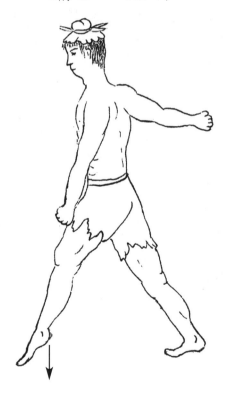

邁步頓跟是震動膝後筋、使腿後筋拉長的震動動作。經由震動訓練能使後筋有力，增加彈性，腳跟能力加大，是為後起腳和防止後筋拉傷必練的功夫。

【動作】
1. 預備起勢
　　挺身站立，目視前方，雙手臂自然下垂於大腿兩側，中指尖貼於風市穴處。

2. 邁步頓跟
　　左腳向前邁一步，腳尖點地，腳跟抬起，快速下頓，站穩，右腳向前邁步，腳尖點地，腳再下頓，形成邁步頓跟動作，雙手臂自然隨步前後擺起，目視前方。

3. 收勢
　　右腳與前腳併平，挺身站立，雙手臂自然下垂於大腿兩側，中指尖貼於風市穴處。

【要領】
　　頓跟，拉腳後筋，震動膝關節和踝關節，邁正步走，一步一頓，身體要挺直，意、氣、力，加頓跟上，武術練跟功的基礎功夫。隨著功夫增長，震力上傳到腰、背、肩、頭，成為全身的力量。

【作用】
　　頓跟有力，震全身，筋骨強壯，趾連心，百步頓跟有奇效，千日練得腿功顯，頓跟震抖髖骨，疏通經脈，刺激委中、膝眼、陰陵泉、陽陵泉、足三里等穴位，調整腰腿痛、關節炎、坐骨神經痛、胃寒胃痛、消化不良等症。

四十八、收　襠

又腿立　兩腳收
會陰緊　合襠力
身上起　緊肌體
治脫肛　助腎氣

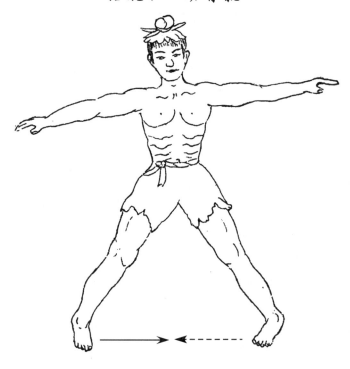

收襠是武功的主要練法，收襠訓練千日後，有了襠勁，步法和動作才能站更穩。練拳時才有動靜分明和剛柔相濟的變化。

【動作】

1. 預備起勢

挺身站立，目視前方，雙手臂自然下垂於大腿兩側，中指貼於風市穴處。

2. 收襠

兩手臂從兩側手抬起，伸平於肩，右腳平側開一步，兩腿叉開挺直，同時兩腿用襠勁，向裏收併直，左腳再平側開一步，兩腿叉開挺直，同時兩腿用襠勁再向裏收，動作相同，連續做。

3. 收勢

兩腿腳併平，雙手臂放下自然下垂於大腿兩側，中指貼於風市穴處。

【要領】

收襠，襠勁內收，兩腿挺直，身向上起，兩腿合併叫力，併平後兩腿放鬆，一腿叉開一步，再叫力內收襠，連續做，百次練習後腿部疲勞，站立的時間要稍長，以免腿部抽筋。

【作用】

收襠合併兩腿，襠勁生腿緊繃，收肛上提，以防脫肛病，調治腎氣不足，促進水道暢通，練腿生肌，掃腿鈎力成。

四十九、晃腰胯

臀稍蹲　胯側擺
腰兩晃　鬆腰椎
活脊骨　治背痛
通督脈　調中樞

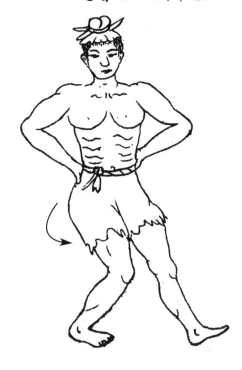

插手腰間，虛步形，前行走，左右兩側晃動腰胯能放鬆腰胯，通暢帶脈和奇經八脈，運動臟腑的基本訓練。有減輕身體疲勞之功效。

【動作】

1. 預備起勢

挺身站立，目視前方，雙手臂自然下垂於大腿兩側，中指貼於風市穴處。

2. 晃腰胯

右腿屈膝，臀半蹲，左腿前邁半步斜伸直，腳跟點地，腳尖朝上，兩手扶兩側腰間，肘屈，肘尖向兩側支出，成為手插腰跟虛步形，臀向兩側晃動，晃腰胯動作。前行換腿動作相同。

3. 收勢

左腳回收，右腿挺直，兩腳平身挺立，目視前方，雙手臂自然下垂於大腿兩側，中指貼於風市穴處。

【要領】

動作是跟虛步形，臀左右晃擺，來運動腰胯，虛步前行，晃姿為放鬆型動作，二手插腰，助腰力，控制上身的穩定的垂直狀態。頭正，身稍右側斜。活脊骨，由外擺來帶動內擺，活動脊椎骨。內外運動產生平衡。

【作用】

晃腰活胯帶脈通，奇經八脈運化靈，跟虛側行半轉平，肩肘胯膝折曲形。晃動腰胯活脊骨，能解腰酸和背肩痛，中樞神經得調整。生陽通智清氣奔崑崙，濁氣歸地府。

五十、拳振尾骨

側弓步　　拳打後
振尾骨　　捶八髎
打百次　　祛腰酸
解麻木　　調膝軟

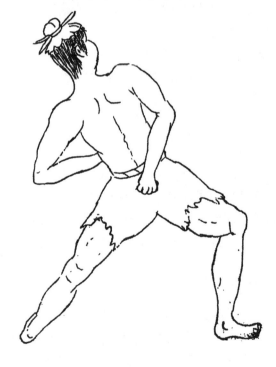

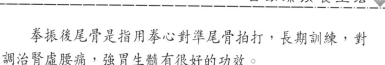

　　拳振後尾骨是指用拳心對準尾骨拍打，長期訓練，對調治腎虛腰痛，強胃生髓有很好的功效。

【動作】

1.預備起勢

　　挺身站立，目視前方，雙手臂自然下垂於大腿兩側，中指貼於風市穴處。

2.拳振尾骨

　　右腳向右側前邁一步屈膝，後左腿伸直，成弓步型。右手抬起向後，右拳右心對準尾骨拍打，拳振尾骨，左手平端腹前。左腳向前右側邁一步，身頭轉向右側，屈膝，後右腿伸直，成弓步型，左手拳抬起向後，左拳心對準左尾骨拍打，拳振尾骨。兩面前側行拳振尾骨動作相同。

3.收勢

　　後腿拉進一步後腳於前腳併平，身挺立，目視前方，雙手臂自然下垂於大腿兩側中指貼於風市穴處。

【要領】

　　拳捶打振力，由輕到重，側弓步型，全身放鬆，呼吸自然。拳捶打振力，要多次練習，尾骨八髎穴有熱感為佳。

【作用】

　　捶打尾骨，刺激八髎穴，振打百次後，腰尾椎發熱，補髓通便祛寒熱，能解腰酸，腿麻木，生髓助陽，腎氣生，以防腰肌勞損病。

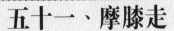

五十一、摩膝走

虛步行　併膝摩
髖骨熱　通經絡
祛膝寒　治節炎
內活胯　宜通便

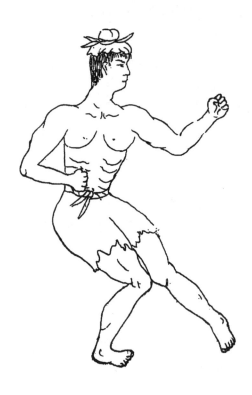

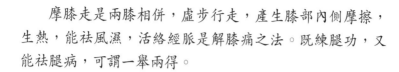

　　摩膝走是兩膝相併，虛步行走，產生膝部內側摩擦，生熱，能袪風濕，活絡經脈是解膝痛之法。既練腿功，又能袪腿病，可謂一舉兩得。

【動作】

1. 預備起勢

　　挺身站立，目視前方，雙手臂自然下垂於大腿兩側，中指貼於風市穴處。

2. 摩膝走

　　臀下蹲成虛步形，右膝屈站穩，左膝貼於右膝髕骨內側，腿伸直，左腳稍內扣，左手臂屈肘前端半握拳與目下一平，右手握拳屈肘端在右側腰間。成為虛步前行摩膝動作。

3. 收勢

　　身挺立，前腳回收與後腳併平。雙手臂自然下垂於大腿兩側，中指貼於風市穴處，目視前方。

【要領】

　　摩膝虛步行走，型不變，兩膝摩擦不分開是半蹲虛步行走。轉半身，臀兩側外擺收襠，一腳為軸，一腳畫半圓，兩手臂隨腿換步，換手前端，目視前方。

【作用】

　　併膝行走摩膝，髕骨熱通勁穴。袪寒風，治關節炎，活內胯，調整坐骨神經及腰痛收襠，腿功長，盡力下坐，腳下生根，軸身半轉，下盤重力穩，功夫上乘，摩膝達通十二經。

五十二、摩　臍

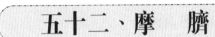

挺身立　手扶臍

順時針　連摩起

溫小腹　治寒極

調神闕　固精氣

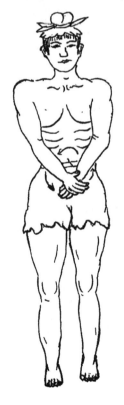

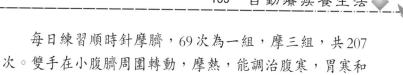

　　每日練習順時針摩臍，69次為一組，摩三組，共207次。雙手在小腹臍周圍轉動，摩熱，能調治腹寒，胃寒和疼痛疾病。此為自悟良方。

【動作】

1. 預備起勢

　　挺身站立，目視前方，雙手臂自然下垂於大腿兩側，中指貼於風市穴處。

2. 摩臍

　　左手掌心貼於小腹正中（神闕穴）右手掌心壓在左手背上順時針圍繞神闕穴周圍轉動，將小腹摩熱。

3. 收勢

　　站立勢波動，雙手臂自然下垂於大腿兩側，中指貼於風市穴處。放鬆全身，目視前方。

【要領】

　　摩臍是雙手掌圍著肚臍轉動，全身要放鬆，只有手臂在運動，透過摩擦產生溫度，呼吸自然，雙手轉動不用僵勁。

【作用】

　　小腹摩熱調經血，除寒極固精液，調治腹痛溫神闕，一陽生起化真氣。療疾手法簡易學，效果明顯。

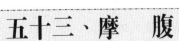

五十三、摩　腹

身挺立　雙手起
摩中腹　輕輕力
治胃痛　調腹脹
助消化　平肝氣

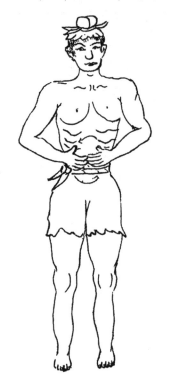

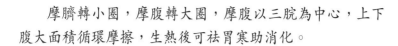

摩臍轉小圈，摩腹轉大圈，摩腹以三脘為中心，上下腹大面積循環摩擦，生熱後可祛胃寒助消化。

【動作】

1. 預備起勢

挺身站立，目視前方，雙手臂自然下垂於大腿兩側，中指貼於風市穴處。

2. 摩腹

雙手掌中指相對，貼於腹部，中指尖貼在中脘穴上，雙手掌順時針圍上中下腹轉動，摩擦，為站立勢摩腹動作。

3. 收勢

站立勢不動，雙手臂自然下垂於大腿兩側，中指貼於風市穴處。

【要領】

雙手柔轉摩腹動作，由輕到重，轉動範圍上中下腹摩腹動作，手臂用力較大，身體要放鬆，靜心摩腹。

【作用】

摩腹解腹痛，摩熱祛胃寒，深摩治腹脹滿，消化不良摩百次，平衡肝火摩千次，引濁氣下行排出。

五十四、摩腰腎

挺身站　　手背圓
順時針　　圍腰轉
熱命門　　治腎寒
緩腎俞　　陽性強

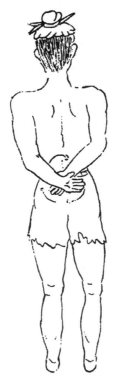

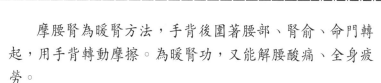

摩腰腎為暖腎方法，手背後圍著腰部、腎俞、命門轉起，用手背轉動摩擦。為暖腎功，又能解腰酸痛、全身疲勞。

【動作】

1. 預備起勢

挺身站立，目視前方，雙手臂自然下垂於大腿兩側，中指貼於風市穴處。

2. 摩腰腎

兩手臂後背右掌心貼於腰（命門穴）處，左手背壓在右手背上雙手順時針轉動，摩擦腰腎部位。

3. 收勢

站立勢波動，雙手臂自然下垂於大腿兩側，中指貼於風市穴處，目視前方，身體放鬆。

【要領】

挺身站立，身體自然放鬆，呼吸自然，後背雙手掌圍腰轉動摩擦，不要太快，緩緩用勁，兩手臂後轉時間不宜太長，容易肌肉拉傷，轉速慢而緩，摩擦生熱最為有效。

【作用】

命門摩熱去腎寒，緩解腰痛溫熱感，調整腰肌和勞損。順時轉動陰陽連。固精保本活帶脈，陽性強壯真氣傳，元陽生督補宜腦，經絡暢通病癒全。

五十五、對擊合谷

身站立　張虎口
兩手對　震合谷
解熱燒　防感冒
多汗液　五官調

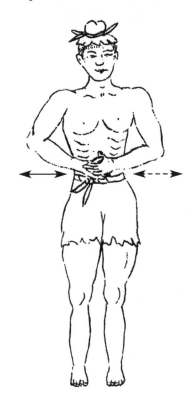

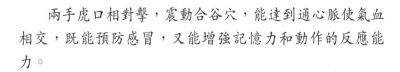

　　兩手虎口相對擊，震動合谷穴，能達到通心脈使氣血相交，既能預防感冒，又能增強記憶力和動作的反應能力。

【動作】
1.預備起勢
　　挺身站立，目視前方，雙手臂自然下垂於大腿兩側，中指貼於風市穴處。
2.對擊合谷
　　肘稍屈，兩手虎口張開對擊合谷穴，再拉開30公分遠再對擊，反覆做百次。
3.收勢
　　挺身站立，目視前方，雙手臂自然下垂於大腿兩側，中指貼於風市穴處。

【要領】
　　對擊合谷穴，是近距離對擊手的方法，力量不是太大，一般在30公分遠之內，可以隨時練習，站、坐、臥都可，每次練習要求超過百次。除手臂叫勁外身體其他部位要放鬆。

【作用】
　　撞擊合谷，降心火，解熱鎮痛防感冒，胸悶氣短，能調理，十指連心通經氣。

五十六、打肩井

挺身立　一手提
打另肩　稍重力
肩背痛　勁僵硬
打百次　有奇功

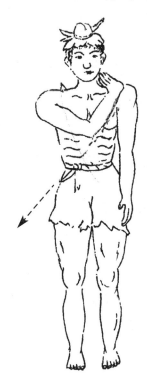

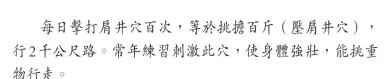

　　每日擊打肩井穴百次，等於挑擔百斤（壓肩井穴），行2千公尺路。常年練習刺激此穴，使身體強壯，能挑重物行走。

【動作】

1. 預備起勢

　　挺身站立，目視前方，雙手臂自然下垂於大腿兩側，中指貼於風市穴處。

2. 打肩井

　　左手上提打到右肩，右手上提打到左肩，用大拇指側面打到肩井穴處。

3. 收勢

　　挺身站立勢波動，雙手臂自然下垂於大腿兩側，中指貼於風市穴處，目視前方，身體放鬆。

【要領】

　　打肩井穴，手掌平伸拇指虎口處打在肩井穴上，由輕到重，甩臂掄打，似鞭子抽打。手臂要放鬆，腳下生根站穩。

【作用】

　　抽打肩井治肩痛，治背痛，調理頸僵硬、頸椎病，打肩井穴有促進肺氣、心氣和體力的增強。

五十七、打腋包

身挺立　手上舉
對大包　掌橫擊
神經痛　疲癆症
打百次　能治癒

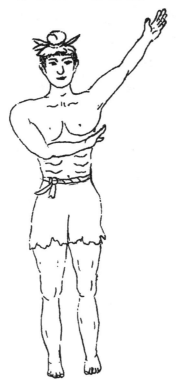

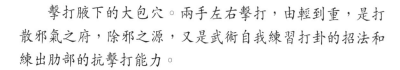

擊打腋下的大包穴。兩手左右擊打，由輕到重，是打散邪氣之府，除邪之源，又是武術自我練習打卦的招法和練出肋部的抗擊打能力。

【動作】

1. 預備起勢

挺身站立，目視前方，雙手臂自然下垂於大腿兩側，中指貼於風市穴處。

2. 打腋包

左手臂側伸直高舉過頭，不動，右手掌虎口處橫擊打左側腋下大包穴處，右手臂揚起側高舉過頭不動，左手掌虎口處橫擊打右側腋下大包穴處。反覆擊打左右腋下大包穴。

3. 收勢

挺身站立，雙手臂自然下垂於大腿兩側，中指貼於風市穴處，目視前方。

【要領】

一手舉起，一手掌橫擊，擊準腋下大包穴，用力要由輕到重，速度由慢到快，甩手擊打像鞭子抽打，全身放鬆，手臂放鬆甩打，用餘光觀手，呼吸自然。

【作用】

橫打腋包力氣生，神經疼痛能減輕，活肩利肘頸椎病，解除疲勞陰陽平。

五十八、壓胯展腹

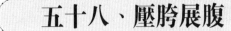

弓步型　身後仰
後壓胯　展臂腹
解水分　調三脘
減輕體　活胃腸

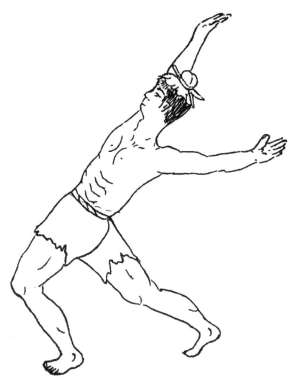

壓胯展腹是連續做的一個熱身動作,是練武術套路之前的預備動作。腰胯拉筋骨皮,使胯部的運動幅度加大。動作舒緩,以免突發運動傷其腰胯。

【動作】

1. 預備起勢

　　挺身站立,目視前方,雙手臂自然下垂於大腿兩側,中指貼於風市穴處。

2. 壓胯展腹

　　左腳前邁一步,成左弓步型,雙手臂向上揚起過頭,上身向後仰,展腹,胯部下沉,壓胯,後腳前邁一步,成為弓步型,雙臂回收下落到小腹前,上身向前傾,雙手臂再向後揚起過頭,身向後仰,胯部下壓,左右動作相同。

3. 收勢

　　後腳跟進一步,與前腳一平,挺身站立,雙手臂自然下垂於大腿兩側,中指貼於風市穴處,目視前方。

【要領】

　　弓步形展腹身向後仰,胯部下沉,壓胯,邁步前行,連續反覆做,手臂要伸直,壓胯時身下沉,後腳跟稍抬起。增胯部的彈性,腰稍後彎曲,控制平衡。

【作用】

　　展臂腹拉筋骨,腰胯靈活腿有力,腹展拉動增腹肌,調胃腸宜減肥,關節鬆開津滑潤,疏筋活血水道成。

五十九、挫擦後頸

挺身立　手上提
挫後頸　上下力
百次解　頭痛症
高血壓　感冒象

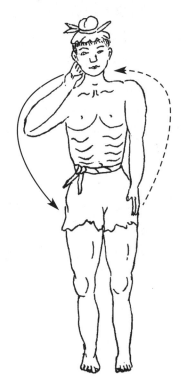

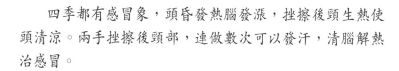

四季都有感冒象，頭昏發熱腦發漲，挫擦後頸生熱使頭清涼。兩手挫擦後頸部，連做數次可以發汗，清腦解熱治感冒。

【動作】

1. 預備起勢

挺身站立，目視前方，雙手臂自然下垂於大腿兩側，中指貼於風市穴處。

2. 挫擦後頸

右手抬起屈肘，手掌心指腹摩右側後頸，向前下方拉下，挫擦右後頸部，下落到大腿右側。左手抬起屈肘，手掌心指腹摩左側反頸，向前下方拉下，挫擦左後頸部，下落到大腿左側，兩手動作相同。

3. 收勢

挺身站立，雙手臂自然下垂於大腿兩側，中指貼於風市穴處，目視前方。

【要領】

手扶摩後頸，手掌心貼在後頸處手用力下拉，挫擦後頸，反覆挫擦，摩擦挫熱，頭稍向前傾，身挺直放鬆，呼吸自然。

【作用】

挫擦後頸熱頸椎，風池大椎祛風良，調解頭痛感冒象，通經活血腦路暢。

六十、內環手

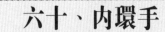

身站立　側平臂
內轉手　旋轉力
活大陵　外關有
驚厥首　心悸平

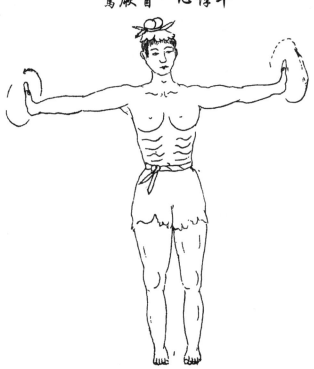

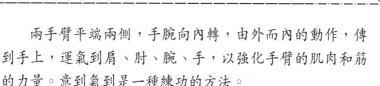

　　兩手臂平端兩側，手腕向內轉，由外而內的動作，傳到手上，運氣到肩、肘、腕、手，以強化手臂的肌肉和筋的力量。意到氣到是一種練功的方法。

【動作】

1. 預備起勢

　　挺身站立，目視前方，雙手臂自然下垂於大腿兩側，中指貼於風市穴處。

2. 內環手

　　兩手臂向左右兩側平伸開，與肩一平，五指併攏立掌，腕前轉一周，再立掌，連續轉動百次以上。

3. 收勢

　　身挺立不動，雙手臂自然下垂於大腿兩側，中指貼於風市穴處，目視前方，自然呼吸。

【要領】

　　內轉腕內環手（內轉手）的方法是兩臂伸開，前轉腕環手動作，身體其他部位要放鬆，意氣力都在手上，隨手腕的轉動，鍛鍊小臂、大臂肌肉和腕關節、肘關節、肩關節滑利機能，是增加臂力最有效的練功方法。

【作用】

　　內環手腕臂力生，內氣運用，意到手，肩痛臂痛能解除，環手練功心勁成。活血通經陰陽平，十指連心手上功，三陰三陽循之手，神形合一鬼手靈。

六十一、外環手

挺身立　側平臂
外轉手　旋轉力
活列缺　內關有
肺心病　哮喘息

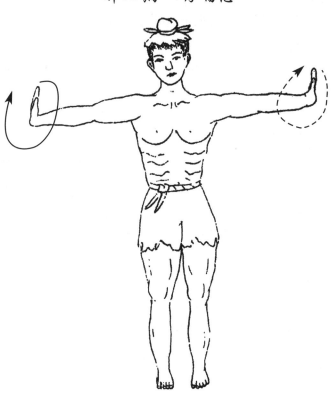

兩手臂平端兩側，手腕向外轉，由內而外運氣到手臂，練得大小臂手、肌肉、筋的抗力和肩、肘、腕、手運動能力，內氣達手稍，意到氣到，是練心勁的一種功法。

【動作】

1. 預備起勢

挺身站立，目視前方，雙手臂自然下垂於大腿兩側，中指貼於風市穴處。

2. 外環手

兩手臂向左右兩側手伸開，與肩一平，五指併攏立掌，腕後轉一周再立掌，連續轉動百次以上。

3. 收勢

身站立不動，雙手臂自然下垂於大腿兩側，中指貼於風市穴處。目視前方，呼吸自然。

【要領】

外轉腕外環手，兩臂平伸開，腕後轉環手動作，身體其他部位要放鬆，意氣力都在手上，隨手腕的後轉運動，鍛鍊手臂大臂肌肉和胸肌，滑利肩、肘、腕關節，增強手臂的力量。

【作用】

外環手活肩肘，闊胸展臂解背痛，展臂轉手治肺虛，十指連心內關有，外轉腕力千斤手，變化五行內氣走，陰陽平秘氣血通，環手外轉功自成。

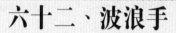

六十二、波浪手

身挺立　一腿實
一腿虛　掌推側
活肩周　帶腰胯
通血脈　降血壓

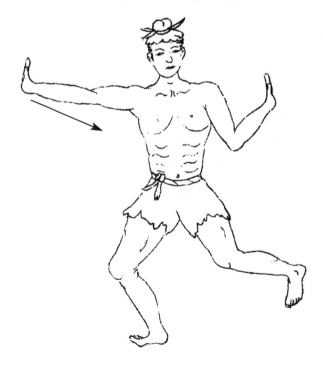

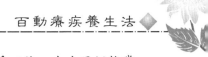

一腳抬起一腳站立，一手慢推一手回收，左右兩側推掌運動像似水中起浪，放鬆手臂腰背後慢形動作，氣運到手、掌，以意領氣，意到氣到。可以當作行氣的功法來單練。

【動作】

1. 預備起勢

挺身站立，目視前方，雙手臂自然下垂於大腿兩側，中指貼於風市穴處。

2. 波浪手

兩手立掌向左右兩側平伸開與肩一平，右手屈肘回收，再右側平推掌，左手掌（屈肘）回收掌，心向左外側，離肩30公分遠。右腿站立（膝稍屈），另一左腳抬起，膝稍屈。左腳落地站立。左手掌左側平推，右腳抬起，膝稍屈，反覆動作，左右相同。

3. 收勢

收腳併平，挺身站立，雙手臂自然下垂於大腿兩側，中指貼於風市穴處。目視前方。

【要領】

波浪手的動作要領是推右掌抬左腳，推左掌抬右腳。兩側換推掌，帶動兩腿腳，抬起如同波浪式推手動作，全身放鬆，動作緩慢，意隨手起，氣隨意行。餘光觀手，呼吸自然。

【作用】

一肢落地三肢空，陽氣上升身放鬆，活肩利肘腕環手，兩側推手內氣衝，腰膝胯活血脈通，降之血壓防中風。舒筋活絡水道行，波浪手功顯神威。

六十三、轉　肩

邁步立　手上提
前轉肩　曲肘臂
鬆肩活　調肩病
轉熱能　治胸症

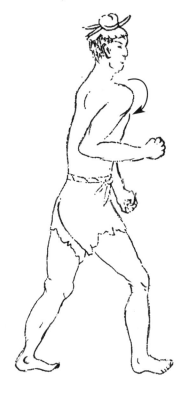

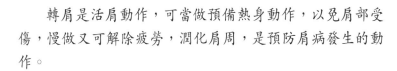

　　轉肩是活肩動作，可當做預備熱身動作，以免肩部受傷，慢做又可解除疲勞，潤化肩周，是預防肩病發生的動作。

【動作】

1. 預備起勢

　　挺身站立，目視前方，雙手臂自然下垂於大腿兩側，中指貼於風市穴處。

2. 轉肩

　　身側轉右腳上前一步，右手臂抬起，屈肘，平端腹前，握成空拳，肩向前凸出，前轉肩和後轉肩，為前後轉肩動作。左腳前，左肩轉動和手臂肩動作相同。

3. 收勢

　　身轉正，後腳前邁於前腳併平，挺身站立，雙手臂自然下垂於大腿兩側，中指貼於風市穴處。目視前方，放鬆自然。

【要領】

　　前後轉肩，由慢到快，轉動幅度要大，端著的手臂要保持原型，邁出的步法是停步，肩轉動以後再邁另一步，再轉另肩，步又停止。換肩轉動時再邁第二步，意在轉動肩上，意到氣到力到。

【作用】

　　轉肩活肩展胸闊，調整肩病氣血活，熱身祛寒化瘀血，自我修補細真拙。肩活手臂靈，鬆肩內氣緩，沉肩氣入丹，熱身先轉肩。

六十四、搖　臂

上步立　臂掄起
前後轉　旋轉力
運大椎　袪邪氣
熱肩節　強心肌

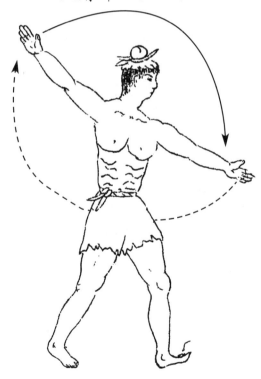

搖臂轉肩手眼配合，步行身動手翻轉，是武術中的套路訓練，長年練習能潤滑肩周，預防肩周炎的發生。

【動作】

1. 預備起勢

挺身站立，目視前方，雙手臂自然下垂於大腿兩側，中指貼於風市穴處。

2. 搖臂

左腳上前一步，右手臂伸直，前轉搖臂，左手臂伸直後轉搖臂。左右手臂前後轉，右腳再前邁一步，兩腳前邁慢步行走。

3. 收勢

後腳上前一步與前腳併平，挺身站立，雙手臂自然下垂於大腿兩側，中指貼於風市穴處，目視前方，身體放鬆。

【要領】

步前慢行，兩手臂前後掄起搖臂，轉動方向，左右互換。轉動速度由慢到快，手臂腰背都要放鬆，步法要輕靈。

【作用】

搖臂掄起活兩肩，調治臂痛肩周炎，促激腧穴化瘀血，胸悶氣短臂回環。溫肩節祛風寒，活肩舒筋背闊圓。步法慢行身穩健，臂搖肩功是真傳。

六十五、摔　指

身站立　手臂提
上下對　摔十指
指連心　經脈通
疏筋血　振心靈

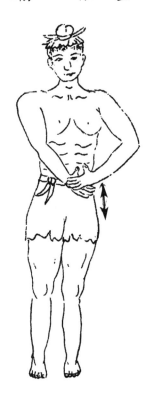

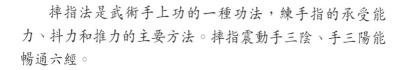

摔指法是武術手上功的一種功法，練手指的承受能力、抖力和推力的主要方法。摔指震動手三陰、手三陽能暢通六經。

【動作】

1. 預備起勢

挺身站立，目視前方，雙手臂自然下垂於大腿兩側，中指貼於風市穴處。

2. 摔指

右臂抬起，肘稍屈，五指伸直，虎口張開到腹前，左手臂抬高於右手上，肘稍屈，五指伸直，虎口張開到胸前，左手下摔指，小指側砸在右手食指側上，反覆摔砸。換手動作相同，反覆作。

3. 收勢

站立勢不動，雙手臂自然下垂於大腿兩側，中指貼於風市穴處，目視前方，全身放鬆。

【要領】

摔指的要領：上下對掌，撞擊、摔震十指，五指間格半寸分，拇指沒有撞擊，四指之間相互撞擊，上下對掌撞擊力，上手向下的力要強，適應手指的承受能力。也可摔在其他物體平面上，但不能傷到手。

【作用】

摔震手指是練心，三陰三陽連絡經，指間對擊手上力，舒筋活血經脈通。

六十六、轉腰揚臂

上步立　臂揚起
舉高手　轉形體
活腰腹　乳上提
展胸懷　緩肺虛

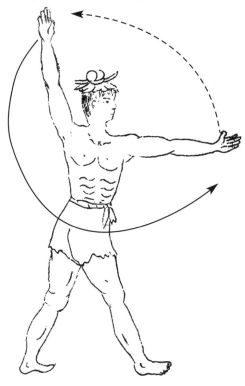

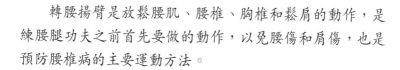

轉腰揚臂是放鬆腰肌、腰椎、胸椎和鬆肩的動作，是練腰腿功夫之前首先要做的動作，以免腰傷和肩傷，也是預防腰椎病的主要運動方法。

【動作】

1. 預備起勢

挺身站立，目視前方，雙手臂自然下垂於大腿兩側，中指貼於風市穴處。

2. 轉腰揚臂

右手臂右側伸直上揚，過頭垂直。左手臂前伸與肩一平，右腳前邁一步，腰向右轉，目視前方。左腳前邁一步，左手臂左側伸直上揚，過頭垂直。右手臂前伸與肩一平，腰向左轉兩動作相同。

3. 收勢

身轉正，後腳前一步與前腳併平，雙手臂自然下垂於大腿兩側，中指貼於風市穴處，目視前方，身體放鬆，呼吸自然。

【要領】

上步、轉體揚手，應同時動作，前行左右轉體揚平，頭正目視正前方，轉腰幅度越大，筋擰轉能力越強，提乳提臀，能保持良好的身形。

【作用】

提臀收乳健美形，展胸闊腹轉腰靈，調解肺虛正中氣，活脊通脈神氣精。

六十七、震膝掌

獨站立　膝上提
拍振膝　震髖骨
激血海　解濕疹
經不調　祛毒氣

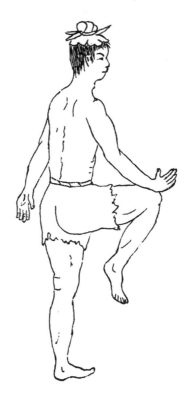

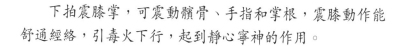

下拍震膝掌，可震動髕骨、手指和掌根，震膝動作能舒通經絡，引毒火下行，起到靜心寧神的作用。

【動作】

1. 預備起勢

挺身站立，目視前方，雙手臂自然下垂於大腿兩側，中指貼於風市穴處。

2. 震膝掌

左腿獨立站穩，右腿提膝，屈膝抬平，腳尖向下，右手掌抬起過肩臂直放鬆下落，掌根砸在右膝髕骨上。右腳下落邁一步站穩。左腿提膝屈膝抬平，腳尖向下。左手掌抬起，過肩臂直放鬆下落，掌根砸在左膝髕骨上，左腳下落前邁一步站穩，左右動作相同。

3. 收勢

後腳進一步與前腳併平，挺身站立，雙手臂自然下垂於大腿兩側，中指貼於風市穴處，目視前方，全身放鬆。

【要領】

動作是提膝獨立勢，一手掌拍擊膝頂髕骨上，震動髕骨，手掌用力下墜，動作放鬆，提膝落腳前行一步，另一手臂自然下垂。

【作用】

拍膝震骨通經絡，十指連心氣血活，掌震膝頂除惡氣，震膝行步祛三火。拍震膝眼激血海，震到內側調治月經不調，祛邪解毒有功效。

六十八、甩臂手

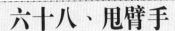

上步立　　下甩臂
沉肩肘　　手輕力
清熱暑　　解昏迷
喉腫痛　　防中風

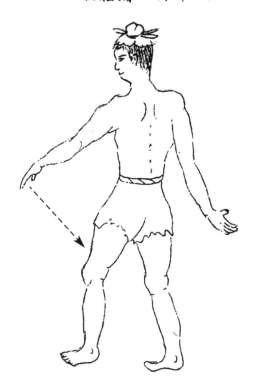

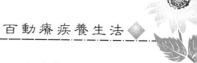

甩臂手是一種養生療法，練習方便，隨時都可鍛鍊，甩臂手又叫甩手，能快速地放鬆肌肉，緩解心氣，解除疲勞。

【動作】

1. 預備起勢

挺身站立，目視前方，雙手臂自然下垂於大腿兩側，中指貼於風市穴處。

2. 甩臂手

側身左腳前邁一步，左手臂抬起，手到腰位置伸直，向下後甩手、甩臂動作。右腳前邁一步，右手臂與左手臂動作相同，連續動作。

3. 收勢

停步後腳向前邁一步與前腳併平，挺身站立，雙手臂自然下垂於大腿兩側，中指貼於風市穴處，目視前方，放鬆自然。

【要領】

甩臂鬆節，包括肩、肘、腕、指節，甩動可拉長關節，用力要由輕到重，行步輕靈，一步一甩動，沒肩墜肘，動作自然放鬆，呼吸自然，心靜無雜念。

【作用】

甩手動作療法能清熱解毒、防中風，手腳麻木甩動它，喉痛昏迷甩千下，練手強心宜養生。

六十九、單拍腳

獨立站　腳抬平
左右手　拍腳面
刺太衝　治頭暈
面部麻　能通經

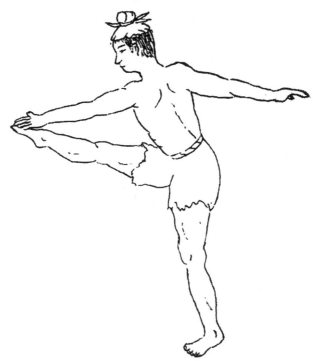

腳上提，手掌下拍腳的背面，震動太衝穴、八風穴和腳背上的其他各穴。引心火下行，燒腎水，陰陽相交，水火激擊，既能排毒火，又能升陽氣，是平衡陰陽的有效方法。

【動作】

1. 預備起勢

挺身站立，目視前方，雙手臂自然下垂於大腿兩側，中指貼於風市穴處。

2. 單拍腳

側身右腳繃直，腿平抬起，伸直，腳尖超過腰，同時左手掌心拍到右腳背上，右手臂後伸平，左腿挺立，站穩。目視左手，上身稍向前探身。右腳落地，獨立站穩，左腳抬起，右手掌心拍到左腳背上，連續換腳換手掌單拍腳前行動作。

3. 收勢

腳回收拼平，雙手臂自然下垂大腿兩側，中指貼於風市穴處，目視前方，全身放鬆。

【要領】

腳上提起，手掌下拍腳背上，上提下拍同時動作準確，獨立的另一腿要站穩。另一手後伸平，低於肩，目視前拍擊的手掌。拍擊要振響，前行拍擊。

【作用】

拍擊腳面激太衝，震面解麻治頭暈。指趾擊拍通神經，收腹提胯腿腳靈。

七十、拍踹腳

單腿立　腳側起
擊外踝　下拍力
震懸中　刺丘墟
半身遂　能調理

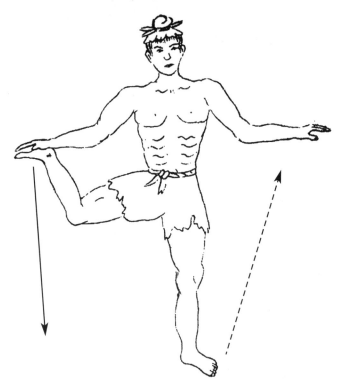

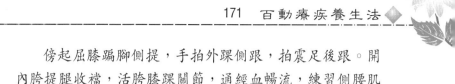

傍起屈膝蹁腳側提，手拍外踝側跟，拍震足後跟。開內胯提腿收襠，活胯膝踝關節，通經血暢流，練習側腰肌的力量，使側身動作穩健有力。

【動作】

1. 預備起勢

挺身站立，目視前方，雙手臂自然下垂於大腿兩側，中指貼於風市穴處。

2. 拍蹁腳

兩臂張開肘稍屈，平端左右兩側，左腿挺立，右蹁腳提起（膝屈彎）腳處，側面擊拍右手掌心上，腳上提，掌下落，同時拍擊動作。右腳下落挺立，左腳上提起於左手掌，拍擊，動作相同。

3. 收勢

提起腳下落併平，挺身站立，雙手臂自然下垂放大腿兩側，中指貼於風市穴處，全身放鬆，目視前方。

【要領】

蹁腳平抬起，手掌側下落拍擊動作，可以原地不動，也可以前行步作此動作。蹁腳是側面抬腳，側開襠，開胯，側拉開襠胯筋骨，活胯練習側腰肌。

【作用】

蹁腳起落練真功，拍擊外踝震懸中，開胯起腿活會陰，刺激經絡通全身。

七十一、扣步走

下蹲曲膝腳裡扣
含胸垂臂前行走
陰陽合氣肉含中
心腎相交水火平

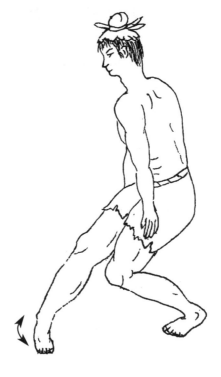

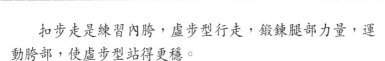

　　扣步走是練習內胯，虛步型行走，鍛鍊腿部力量，運動胯部，使虛步型站得更穩。

【動作】

1. 預備起勢

　　挺身站立，目視前方，雙手臂自然下垂於大腿兩側，中指貼於風市穴處。

2. 扣步走

　　左腿下蹲，右腿前伸腳尖裏扣，成為虛步，雙手下垂直於大腿兩側，中指貼於風市穴處，左腳尖外轉正，右腳前邁，腳尖向裏扣，左腿蹲成虛步前行，兩腿動作相同。

3. 收勢

　　前腳回收，兩腳併平，挺身站立，兩手臂自然下垂於大腿兩側，中指貼於風市穴處。

【要領】

　　上身挺立下蹲，雙手臂垂直大腿兩側風市穴處，含胸拔背，虛步扣腳前行，頭正，呼吸自然，臀部稍有擺動，夾襠行走。

【作用】

　　夾襠行走，摩擦外腎，助腎氣上升，補心氣，心火下燃燒腎水，以精化氣，心腎相交，水火相濟，以精補髓，以髓補腦，促腿力，強腰腹，筋骨強盛。

七十二、拉步走

弓步前走拉腿行
合襠收腹內勁生
壯陽神氣助中樞
身挺直立體放鬆

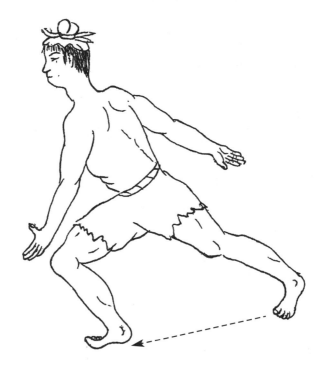

拉步走是練襠功的主要方法，百次拉步，練的是襠勁，收襠的力量，可控制上身動作穩健，使動作動靜分明，為練習增強掃腿的構力。拉步走是以氣帶步，以氣助力的功法。

【動作】

1. 預備起勢

　　挺身站立，目視前方，雙手臂自然下垂於大腿兩側，中指貼於風市穴處。

2. 拉步走

　　右腳前邁成弓步，左腿伸直，前拉收襠，左腳掌挫地，前半步與右腳一平，再前邁一步成弓步，右腿挺起（身挺立前傾）後伸直，兩腿伸拉前行動作相同。兩手臂自然前後伸平。目視前方。

3. 收勢

　　後腳拉併到前腳一平，挺身站立，雙手臂自然下垂大腿兩側，中指貼於風市穴處，全身放鬆，目視前方，呼吸自然。

【要領】

　　腿拉身挺，收襠，弓步前行，挺背，收腹，同時動作前弓型屈膝越低，後腿伸直越長，拉動的距離就長，收襠力就越大。拉步走練的是襠勁，同時練腹肌和背肌的力量。

【作用】

　　拉步練襠勁是武功必練之法。生根之功，下盤穩固，收襠挺身，陽氣升提陽督，通二脈，中樞能，顯神靈。萬步練得有內功。防疾病，能長生，奇法神功拉步成。

七十三、轉磨走

雙手朝陽抬腳行

屈膝轉動側身傾

摩擦外腎陽性起

強腎生殖代代盛

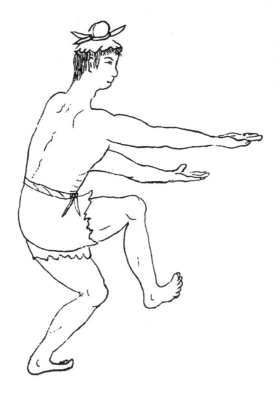

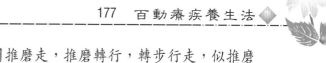

轉磨走又可叫推磨走，推磨轉行，轉步行走，似推磨行走，雙手上下抱球相對為軸圍繞磨的中心，動在轉步行走，靜在雙手掌之間動在身體其部位，摩擦襠部是以精化氣之功法。

【動作】

1. 預備起勢

挺身站立，目視前方，雙手臂自然下垂於大腿兩側，中指貼於風市穴處。

2. 轉磨走

兩手臂平端向右伸手，右手在上與肩一平，左手臂在下距離右手半尺遠，雙手心向上，手指伸直，眼觀雙手，腰稍向前傾，右腳抬起屈膝與胯一平，腳與左膝一平，腳尖向上鈎，形成高抬腳邁步動作。左腿屈膝臀下半蹲獨站穩，右腳落地，左腳抬起，形成側轉磨行走。

3. 收勢

兩腳併平，挺身站立，雙手臂自然下垂大腿兩側，中指貼於風市穴處，目視前方。

【要領】

動作如同推磨走，兩手扶杆，弧形轉圈走。下蹲型，高抬腿，含胸拔背，自然呼吸，放鬆全身行走。

【作用】

轉磨弧行瞳，真氣運在手，抬腿腳上揚，摩擦腎水充。含胸內腹收，氣沉丹田有，屈行增腿力，精氣助神靈。

七十四、跪膝走

跪膝行走腿上功

壓震髖骨益通經

助肺呼吸心血旺

中氣不衰永長青

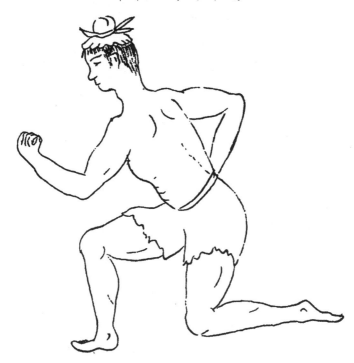

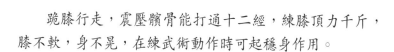

跪膝行走，震壓髖骨能打通十二經，練膝頂力千斤，膝不軟，身不晃，在練武術動作時可起穩身作用。

【動作】

1. 預備起勢

挺身站立，目視前方，雙手臂自然下垂於大腿兩側，中指貼於風市穴處。

2. 跪膝走

右腳前半步，屈膝下蹲，左腿屈膝落地，膝蓋頂地，小腿腳尖伸平，腳背貼地，腿肚、腳跟、腳心向上。左手臂屈肘前端與左肩一平，半握拳與左肩30公分遠。右手半握拳端於右側腰間，肘屈肘尖向後，身稍向前傾，右跪膝前行，左右腿動作相同。

3. 收勢

後腳向前邁與前腳一平，挺身站立。雙手臂自然下垂於大腿兩側，中指貼於風市穴處。

【要領】

跪膝前行走，膝前頂下落，後腿起，半蹲前邁跪蹲步走，雙手握拳配合，左手前端，右腳前邁，四肢放鬆，跪膝壓震髖骨，行走腰胯腿同時叫力，短步行走，呼吸自然，氣沉丹田。

【作用】

震壓髖骨，通十二經，解腰腿痛，調整肺氣虛，舒筋活血，養中氣，腿力不衰人不老，身就靈活行步走，練得腿靈上乘功。

七十五、蛇步走

提手沉肩墜肘型
弓步成型後手平
半身關節一次動
疏筋活血脈絡通

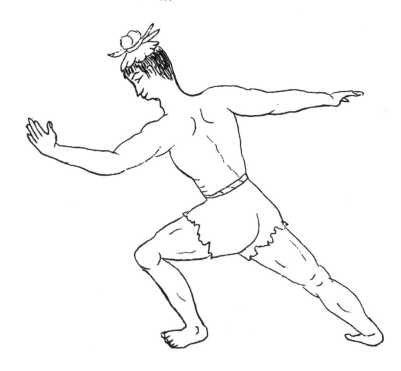

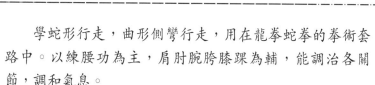

　　學蛇形行走，曲形側彎行走，用在龍拳蛇拳的拳術套路中。以練腰功為主，肩肘腕胯膝踝為輔，能調治各關節，調和氣息。

【動作】

1. 預備起勢

　　挺身站立，目視前方，雙手臂自然下垂於大腿兩側，中指貼於風市穴處。

2. 蛇步走

　　左腳前邁一步屈膝成弓形，右腿後伸直。左手臂前提立掌高於肩，肘稍屈彎，後右手臂伸直，平於肩，頭正目視左手掌，身稍前傾，成左弓步提掌，右腳向左前側畫半弧進一步，屈膝成弓形，右後腿伸直，右手臂前提立掌高於肩，肘稍屈彎。後左手臂伸直平於肩，頭正目視右手掌，身稍向前傾成右弓步提掌，左右兩側動作相同，連續前行蛇步走。

3. 收勢

　　後腳前邁與前腳併平，挺身站立，兩手臂自然下垂於大腿兩側，中指貼於風市穴處，呼吸自然，全身放鬆。

【要領】

　　蛇步行走，側前行，左右畫弧線形前行，如同蛇行走，手隨邁步前提。眼隨手走。弓步收襠，收腹，用襠勁控制穩定。

【作用】

　　活關節，祛風寒，舒通血脈。腰酸背痛走蛇形，腿膝踝痛也更靈。日練千次，圍氣增加熱血環，壯其筋骨美形滿。

七十六、禹步走

下蹲頂膝跟虛走　　上下環肘活肩周
通利關節腰脊病　　動療更比藥物靈

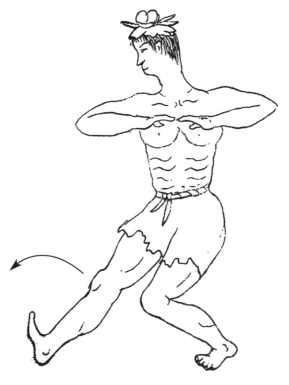

　　傳說大禹治水時，天氣潮濕，很多人得了濕寒證、關
節病等，大禹發明這種步法，讓人們練習這種行走的動作

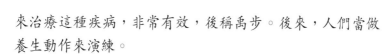

來治療這種疾病，非常有效，後稱禹步。後來，人們當做養生動作來演練。

【動作】

1. 預備起勢

挺身站立，目視前方，雙手臂自然下垂於大腿兩側，中指貼於風市穴處。

2. 禹步走

雙手掌平端於胸前，屈肘，肘尖向左右兩側抬平於肩，掌心向下，中指尖相對，右腿前伸直半步，腳跟落地，腳尖上鈎，左腿屈膝臀下蹲，成為跟虛步。左腳尖落地，膝前頂，屈膝，半蹲，左腿前伸，腳跟落地，腳尖向上鈎，右腿屈膝，臀下蹲成為跟虛步，禹步行走。雙手臂端平不動，左右兩腿動作相同。

3. 收勢

前伸的腿腳回收，併於後腳一平，挺身站立。雙手臂自然下垂於大腿兩側，中指貼於風市穴處，頭正，目視前方，全身放鬆。

【要領】

雙手雙肘緩動，帶動肩周內動，上身挺立，含胸拔背，伸腿動作要緩慢，屈膝下蹲起伏，氣沉丹田，呼吸自然，禹步行走，可以直走，又可以弧形走，保持原型。

【作用】

下蹲屈膝頂膝，練腿力，調膝活胯，利關節，緩動肩周祛寒病，腳尖上鈎，湧泉開濁氣從地門放出來。清胃助腸消化良，禹步練習是古方。

七十七、斜步走

斜步前邁轉腰扭
揚手平臂一曲肘
走轉動緩調命門
調治頸腰解愁悶

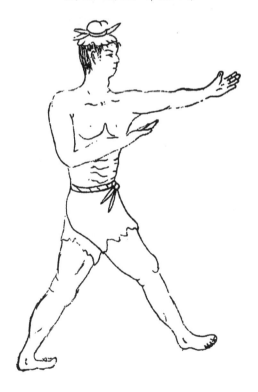

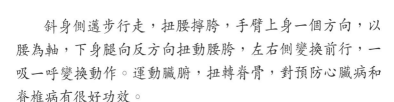

斜身側邁步行走，扭腰撐胯，手臂上身一個方向，以腰為軸，下身腿向反方向扭動腰胯，左右側變換前行，一吸一呼變換動作。運動臟腑，扭轉脊骨，對預防心臟病和脊椎病有很好功效。

【動作】

1. 預備起勢

挺身站立，目視前方，雙手臂自然下垂於大腿兩側，中指貼於風市穴處。

2. 斜步走

右腳向前左側斜邁一步，左手臂平端伸直，五指伸平掌心向上。右手臂屈肘，小臂平端胸前，五指伸平到左臂腋下，掌心向上，後左腳向前右側斜邁一步，右手臂平端伸直，五指伸平，掌心向上，左手臂屈肘小臂平端胸前，五指伸平到右臂腋下，掌心向上，兩腳斜邁行步，左右手隨步走，動作相同。

3. 收勢

後腳前邁一步與前腳併平，挺身站立，雙手臂自然下垂於大腿兩側，中指貼於風市穴處。目視前方，全身放鬆。

【要領】

左右斜步走，半轉體，帶腰兩側扭，帶胯兩側撐。手隨步伸縮，頭正視前手。兩肩隨步轉斜。腳尖向外傾斜，邁步形成S字步形。

【作用】

斜步行走，扭腰胯，命門穴處溫熱，能助腎陽、調腎虛、活脊椎和腰椎、督、脈，暢通真氣生，腰肌勞損得調整。

七十八、倒步走

倒步行走腳跟蹬
益腎健腦防中風
頭昏眼花耳中鳴
動療防疾人長生

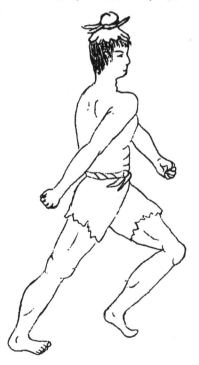

倒步行走，練習自我控制能力，是十指連心控制力，對小腦萎縮有很好調治作用，對老人大腦衰退更有抑制功能，長期訓練可以防治老年癡呆症。

【動作】

1. 預備起勢

挺身站立，目視前方，雙手臂自然下垂於大腿兩側，中指貼於風市穴處。

2. 倒步走

右腳蹬踏向後走，右手臂隨右腳後擺伸到（手握空拳）右後臀部上側。左腳蹬踏伸後邁步走，左手臂隨左腳後擺伸到左後臀部上側，兩腿、手臂動作相同，連續向後走。

3. 收勢

前腳撤回一步，回併到與後腳一平，挺身站立，雙手臂自然下垂於大腿兩側，中指貼於風市穴處。目視前方，全身放鬆。

【要領】

倒走步，腳跟帶點蹬踏之力，身挺直，提膝抬腳向後走，順一腳走，右手右腳，左手左腳，同時運動，頭正，餘光後視。

【作用】

倒走能震動、益腦、通神經，百步行走防中風，降下三火，治耳鳴，調治頭昏眼花腦清醒。真氣運用練得巧，防治疾病能長生。

七十九、抓指走

高捶雙手抓指行
往前邁步弓步形
肺經大腸胃連脾
氣推血洗心肌盛

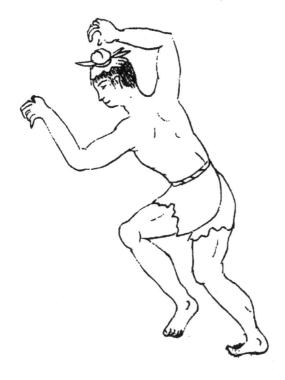

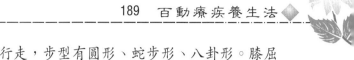

　　空抓手指行走，步型有圓形、蛇步形、八卦形。膝屈抓手行步是武功、步法配合手上功夫練心神之功力氣相合，意到氣到的功法。能養心健腎，精氣旺盛。

【動作】
1. 預備起勢

　　挺身站立，目視前方，雙手臂自然下垂於大腿兩側，中指貼於風市穴處。

2. 抓指走

　　雙手高抬過肩，雙肘屈成弧形，稍蹲屈膝右腳趾前邁行走，走成圓形或弧線形，邊走邊抓指，一步一抓指，反覆動作。

3. 收勢

　　身挺直，後腳前邁與前腳併平，雙手臂自然下垂於大腿兩側，中指貼於風市穴處，目視前方，全身放鬆。

【要領】

　　抓指走和手腳配合，每走一步，要抓一次，身體是半蹲型行走。目視前方，餘光觀手，稍收腹肌，輕行抬腳，腳步輕靈，手指抓勁要大，全身要放鬆，呼吸自然。

【作用】

　　抓指行走練心氣，指連心經化腸經，肺氣沖潤通便腸，氣推血行益循環，五臟六腑都宜養，健體之功最為強。

八十、揉球走

兩手相對似抱球
屈膝行走側身揉
陰陽合氣腹放鬆
外氣內氣丹田收

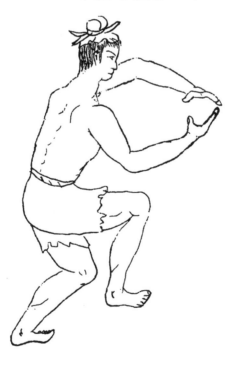

兩手相對，陰陽二氣合一，運氣在兩手掌之間，揉球行走，抱成空圓形循環動作，為太極功真氣運行法。

【動作】

1. 預備起勢

　　挺身站立，目視前方，雙手臂自然下垂於大腿兩側，中指貼於風市穴處。

2. 揉球走

　　左手在上，右手在下，虎口張開，掌心相對，如同抱球，上下相對的手臂稍屈肘，成弧線形，含胸拔背，目視雙手掌。屈膝前行，抬右腳時，左手臂在上，抬左腳時，右手臂轉到上，左手臂轉下相對，抱球形不變。步法可以走成弧線形、半圓形或直行。動作兩側邁步，手是左右揉球走。

3. 收勢

　　挺身站立，兩腳併平，雙手臂自然下垂於大腿兩側，中指貼於風市穴處，目視前方，全身放鬆。

【要領】

　　兩手掌相對形成抱球形，行走時兩手上下換抱球動作又形成了揉球運動。眼離不開手，身隨手肘兩側半轉身，半下蹲型行走。膝抬高與腰一平，腳尖上鉤，腳掌落地要輕，屈膝前行，含胸拔背，氣沉丹田，呼吸自然。

【作用】

　　抱球揉行走，陰陽太極手，動中歸一靜，氣貫丹田有，化瘀氣血盛，行氣袪百病，練精化真氣，無病一身輕。

八十一、掐指百步走

指掐癆功前走行
百步練得氣血通
刺激癆功機能強
人活百歲不是夢

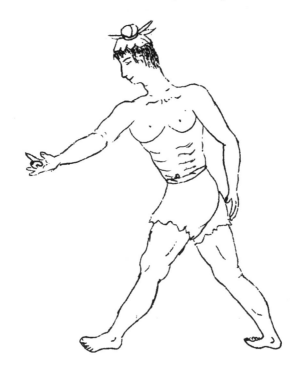

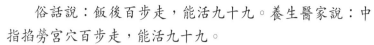

俗話說：飯後百步走，能活九十九。養生醫家說：中指掐勞宮穴百步走，能活九十九。

飯後百步走是一種運動，用來鍛鍊身體，而中指掐勞宮穴百步走，刺激穴位能調治身體達到氣血充盈，經絡暢通的作用，是養生長壽之功法。

【動作】
1. 預備起勢
挺身站立，目視前方，雙手臂自然下垂於大腿兩側，中指貼於風市穴處。

2. 掐指百步走
左腳向前邁步，右手臂前伸，手心向上五指張開，中指回屈，指尖掐到勞宮穴上，右腳向前時，手臂向後，中指鬆開，左手臂前伸，手心向上，五指張開，中指回屈，指尖掐到勞宮穴上，連續行步動作，左右相同。

3. 收勢
後腳前邁與前腳併平，挺身站立，雙手臂自然下垂，中指貼於風市穴處，目視前方，全身放鬆。

【要領】
掐指百步走，動作放鬆，意在手，目視前手指，走步腳要輕，腰背稍緊有力，鬆而不懈。行走時腰半轉的幅度稍大，身稍前傾，頭要正，目視前手。

【作用】
指掐勞宮穴，百步走能活九十九，刺激勞宮穴，通心經，促心血盛，手足有力。能調治消化不良、脾胃不合、腸道疾病等，在強身健體、增強體質方面別有功效。

八十二、運掌走

扭身運掌臂抬平
行走前推胯轉動
頭昏背痛腰椎病
氣到手指經脈通

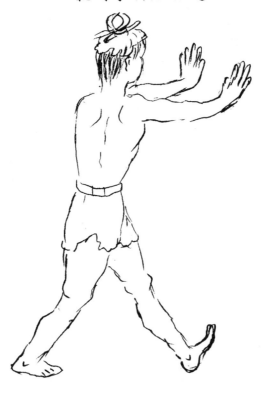

運手行步兩側推雙掌，是蛇形步法，動作來源於「龍拳」，是以練腰為主的扭轉運動。自然呼吸，心平氣和，對頸椎、胸椎、腰推有調整作用。

【動作】

1. 預備起勢

挺身站立，目視前方，雙手臂自然下垂於大腿兩側，中指貼於風市穴處。

2. 運掌走

雙手掌抬平於肩，立掌，指尖向上，掌心向前，兩手掌與肩同寬，伸臂在前，雙推掌，左腳向前右側邁步。雙手稍回 18 公分，右腳向前左側邁步，雙手掌向右前側推掌，左右腳向左右兩前側邁步行走，兩手掌向左右兩前側雙推，運掌走。

3. 收勢

右腳上步與前腳併平，身轉正，挺身站立，雙手臂自然下垂，中指貼於風市穴處，目視前方，全身放鬆。

【要領】

運掌走，眼看手，兩側行走身半扭，蛇形步法前行走。肩背腰胯鬆節頭，心平氣和緩慢走，立掌推力氣在手，放鬆邁腿平運肘，以意領氣丹田守。

【作用】

兩側運掌走，腰胯轉扭椎節環形，促動三焦降雨淋。運掌眼隨行，運手練眼睛，明目心裏清，排化瘀濁氣，三火下行走。

八十三、運足走

挺身站立氣下衝
兩腳平運勁襠中
腳移側動練腰胯
排出濁氣湧泉行

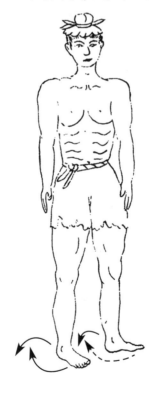

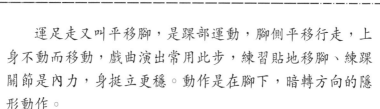

運足走又叫平移腳,是踝部運動,腳側平移行走,上身不動而移動,戲曲演出常用此步,練習貼地移腳、練踝關節是內力,身挺立更穩。動作是在腳下,暗轉方向的隱形動作。

【動作】

1. 預備起勢

挺身站立,目視前方,雙手臂自然下垂於大腿兩側,中指貼於風市穴處。

2. 運足走

身挺立,保持原型,腳分開與肩同寬,右腳向外,左腳尖向內,以腳跟為由,同時轉半周。再以腳尖為軸,右腳跟向外,左腳跟向內,同時向右側前方,運步走,左右兩側行走,動作相同。餘光側視。

3. 收勢

兩腳站穩,併平,挺身站立,原型不動。

【要領】

雙腳左右兩側運走,身體挺立放鬆,餘光觀兩側,用內勁促力於雙腳,使胯內動,運行足尖和足跟。左右橫行。

【作用】

運足走,活踝關,練內勁,強心氣,以意領氣,意到氣到,全身放鬆,不動上身,腳在下移動。成為動靜結合,氣力下助,趾連心促氣血上行,常腎氣上行,補心氣、心火下火,燒腎水,為水火擊激,陰陽相交。

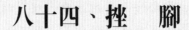

八十四、挫　腳

坐凳挫腳生熱能
傳遍全身祛寒症
助陽生起性發育
視為坐跑耐力生

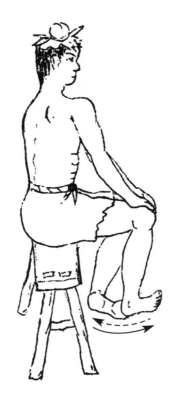

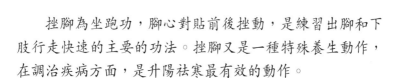

　　挫腳為坐跑功，腳心對貼前後挫動，是練習出腳和下肢行走快速的主要的功法。挫腳又是一種特殊養生動作，在調治疾病方面，是升陽祛寒最有效的動作。

【動作】
1. 預備起勢
　　端坐凳子，頭正，上身挺立，雙手臂自然下垂，雙手扶左右膝，膝屈小腿下垂，腳懸空。

2. 挫腳
　　腳心相對，貼緊，前後摩擦腳心，內側百次，呼吸自然。

3. 收勢
　　腳停止摩擦，自然下垂，全身放鬆。

【要領】
　　上身挺立放鬆，頭正，目視前方，兩腳前後摩擦用力在腿，由慢到快，挫擦磨熱，熱量上傳到腹腰背為最佳。

【作用】
　　挫腳生熱陽氣生，摩擦千次祛寒風，練得筋骨腿有力，神行太保飛毛功。腳底熱能傳心中，暖腎生精水道成，經絡暢通化瘀血，疏筋活血體質增。

八十五、對　腳

坐凳捶擊雙腳併
趾連心腦震脈經
醒腦明目增骨髓
十二經通血氣生

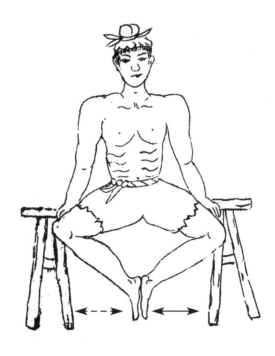

兩腳對擊，產生互震，震腳踝連小腿各穴，坐臥都可。練習對腳是家傳導引的動作，有解心悶，降心火、肝火和降血壓的功效。

【動作】

1. 預備起勢

端坐凳子，頭正，上身挺立，雙手扶大腿兩側，雙臂垂直。

2. 對腳

兩腿分開與肩同寬，屈膝兩腳懸空，腳心相對，小腿裏合，兩腳對併，再分開、再對併，反覆做起。

3. 收勢

兩腳落地，併平，挺身站立，兩手臂自然下垂於大腿兩側，中指貼於風市穴處，目視前方。

【要領】

端坐坐穩，兩腳心底面對擊，力量均衡，速度要求由慢到快，上身放鬆，呼吸自然，對擊腳底，振動。大腿、小腿和膝踝關節，腳熱上傳到腿，內胯運動傳熱到腰。

【作用】

對腳震動趾連心，通足之陽足之陰，心火下炎燒腎水，陰陽相交真氣生。對擊腳底震踝關，筋疏骨堅內外連，清腦明目通七竅，日練千次長生緣。

八十六、拔耳氣

兩手堵耳突拔出
百次能治耳聾病
清腦振痛耳鳴輕
濁氣排出腦清醒

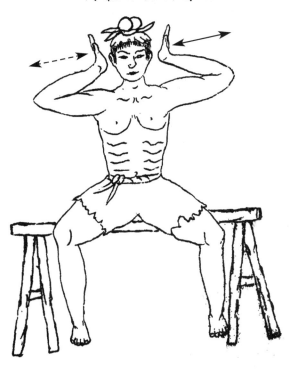

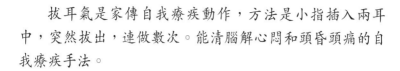

　　拔耳氣是家傳自我療疾動作，方法是小指插入兩耳中，突然拔出，連做數次。能清腦解心悶和頭昏頭痛的自我療疾手法。

【動作】

1. 預備起勢

　　端坐凳中間，頭正，上身挺立，兩腿自然分開，雙腳懸空，形成馬步型。

2. 拔耳氣

　　雙手臂抬起，兩手小指分別插入兩耳孔中，向外（兩側）拔出，連續數百次。

3. 收勢

　　挺身站立，兩腳併平，雙手臂自然下垂於大腿兩側，中指貼於風市穴處，目視前方，全身放鬆。

【要領】

　　坐如鐘，腳懸空，拔耳有力，快速衝，心平氣和身放鬆。

【作用】

　　耳鳴耳聾拔耳氣，治療頭痛最有利，五竅通靈腦清醒，濁氣排出通神意。

八十七、拉脊腹

身向後仰伸手臂
拉動臟腑活氣機
後腰貼凳成弓形
減肥增肌運臟氣

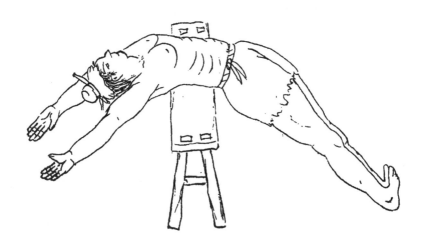

凳上後仰，拉脊展腹腰後彎曲，手臂後伸身體伸長，頸椎、胸椎、腰椎後屈拉長。拉筋骨皮可保形體、修長、均勻，能起到減肥和舒筋的作用。

【動作】

1. 預備起勢

挺身站立，目視前方，雙手臂自然下垂於大腿兩側，中指貼於風市穴處。

2. 拉脊腹

頭身向後仰臥，腰背貼在凳中間，雙手臂向下後伸，兩腿伸直前伸平，雙腳跟落地合併，腳向上，腰後屈彎，身成弧形，拉脊拉腹。反覆收腹、展腹動作。

3. 收勢

兩手扶凳起立，挺身站立，雙手臂自然下垂於大腿兩側，中指貼於風市穴處，目視前方，全身放鬆。

【要領】

動作要輕慢，以防傷及後腰，仰臥起動作幅度要小，拉腹展胸，屈腰脊，使腰腹柔軟拉長，凳中間拉脊腹需要平衡。

【作用】

拉脊腹，兩伸力，活血脈，筋骨皮。展胸撐腰理肺氣，收腹展腹運臟腑，肩肘腕胯椎有利。

八十八、壓　腿

拉筋療法最實用
身體柔軟節放鬆
壓腿拉筋側腰腹
體靈腿輕通神經

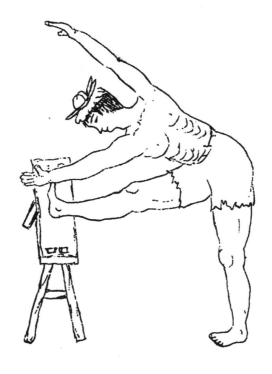

壓腿伸拉兩腿後筋，能踢高腿，拉長腿後筋，兩腿的運動幅度面積加大，使運動時靈活性強，不易受傷，是練武術動作之前必要的熱身預備動作。

【動作】

1. 預備起勢

挺身站立，目視前方，雙手臂自然下垂於大腿兩側，中指貼於風市穴處。

2. 壓腿

右腳抬起，腳尖朝上，腳跟落到凳面上，腿伸平直，上身正向前傾，頭面部貼向腳尖，正壓大腿後筋，反覆起落，向屈腰，上身轉側，兩手臂高舉伸直，側身前傾，頭部側面貼向腳尖，反覆起落。左腳動作與右腳動作相同，上身前傾動作，一是正身，二是側身。

3. 收勢

挺身站立，雙手臂自然下垂於大腿兩側，中指貼於風市穴處。

【要領】

凳的高度應是自己的抬高腿的位置，正壓腿和側壓腿是腰部的變化。正壓腿，身時正前傾屈腰；側壓腿，身時側前傾屈腰。雙手臂隨前伸直，頭前傾到腳尖，壓腿後筋。

【作用】

壓腿拉筋熱身準備動作能開舒筋骨，放鬆關節腿腳才靈。力量向前下壓腿後筋，能防腰腿疼痛，疏筋活血，通經絡，腰之屈激活腎和命門，疏通帶脈，調治腰酸腿痛，拉筋骨皮節放鬆，身輕無病能長生。

八十九、壓　胯

壓胯拉筋展腹型
神經疾症能減輕
血質黏稠化瘀塊
做到百次胯部靈

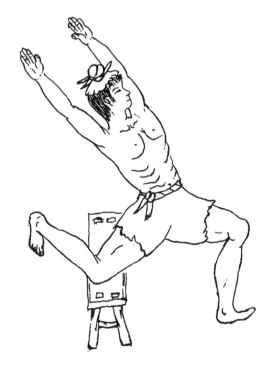

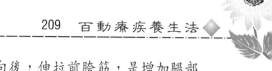

　　壓胯是胯部後壓大腿向後，伸拉前胯筋，是增加腿部向後動作高度和幅度的運動機能，動作變換在於胯，壓胯對動作姿勢有特殊含義。胯部動作優美，能使全身更美。壓胯是練習各種功法和動作之本。

【動作】

1. 預備起勢

　　挺身站立，目視前方，雙手臂自然下垂於大腿兩側，中指貼於風市穴處。

2. 壓胯

　　短凳墊右膝上右腿稍屈，腳跟向上，腳尖向下。左腿屈膝成弓形，腳站穩。雙手臂後仰伸直，腰向後屈彎壓胯。頭正，隨身仰起，兩腿換做動作相同。

3. 收勢

　　挺身站立，目視前方，雙手臂自然下垂於大腿兩側，中指貼於風市穴處，全身放鬆。

【要領】

　　前腿弓形站穩，後腿短凳墊膝，揚雙手臂，腰向後屈，形成壓胯部大筋姿式。反覆仰臥對立，開肩臂內側腋窩兩側的大筋，展開腹肌、腰肌，動作要緩慢，以防傷筋。

【作用】

　　壓胯屈腰，展腹，拉胸臂，運動了肩、胸、腹、腰、胯、膝各關節，促進各關節的組織機能。拉筋疏筋，活動胯、腰、腹、胸、肩，化瘀塊，通氣血，促消化，活臟腑，練功擺腿胯部靈。

九十、壓　肩

鈎手背接肩下傾

曲腿下蹲重落身

胸膈肩周肋經疾

兩面做來陰陽通

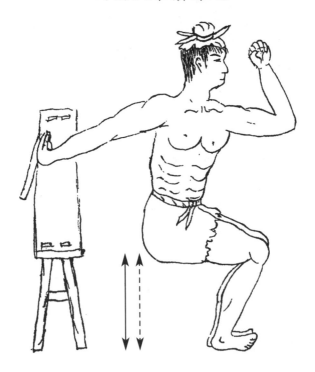

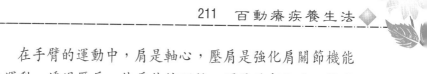

在手臂的運動中，肩是軸心，壓肩是強化肩關節機能的運動。透過壓肩，使肩伸縮距離，闊展胸部拉力，使動作姿勢美觀、大方、完整。

【動作】

1. 預備起勢

挺身站立，目視前方，雙手臂自然下垂於大腿兩側，中指貼於風市穴處。

2. 壓肩

高凳放在身後，右手五指併攏，指尖朝上，腕後上屈鉤手，後手背腕處，貼於凳面。臂後伸直，左手臂抬起，屈肘，手握空拳，與目一平，放鬆舉起。兩腳併平，屈膝下蹲，臀下坐，上身下行，使手臂反向上，壓肩拉肩部的筋節，身反覆起落。左右壓肩，動作相同。

3. 收勢

挺身站立，目視前方，雙手臂自然下垂於大腿兩側，中指貼於風市穴處，全身放鬆。

【要領】

動作手臂要伸直，身腰挺拔，下蹲動作要緩慢，逐漸加力，以防拉傷肩關節，雖然是壓肩動作，也是練半蹲並腿平衡力量，同時也是練腿部和腰背的力量。

【作用】

活肩周，練腿力，手臂生肌壯胸骨，運臟腑，清腸道，消化良，擺臂動肩行步輕，武功練得架式好，壓肩動作練千遍，疏筋活血病不生。

九十一、踏　步

手扶凳子身前傾
兩腳踏步原地蹬
活踝磨竅通利便
關節靈活體變輕

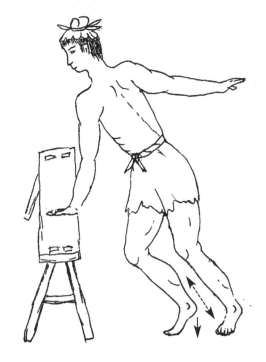

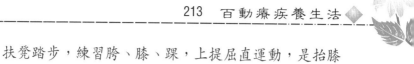

　　扶凳踏步，練習胯、膝、踝，上提屈直運動，是抬膝下凳踏腳的快速練習功法。練習胯部、大腿、小腿、腳踝的配合能力和力量，以及大腦控制兩腿的快速反應能力，練出快速奔跑的功夫。

【動作】

1. 預備起勢

　　挺身站立，目視前方，雙手臂自然下垂於大腿兩側，中指貼於風市穴處。

2. 踏步

　　凳在前，身向前傾，單手扶凳，右手自然後伸，兩膝稍屈，腳尖點地，腳跟起落，形成原地踏步動作，由慢到快，左右手隨時更換，腳下動作不變。

3. 收勢

　　兩腳併平，挺身站立，雙手臂自然下垂於大腿兩側，中指貼於風市穴處，全身放鬆。

【要領】

　　身前傾，手輕快，後手自然後伸，踏步的兩腿提膝，腳尖不能離地，腳跟抬起下落，為胯、膝、踝、趾的屈直運動，也是訓練快腿的功法。

【作用】

　　練腿踏步三關節，疏筋活血腿輕連，熱身運化祛寒證，震動臟腑通暢便，每天訓練數以千，扶凳踏步肺氣緩，快腿靈活趾連心，神行太保功自然。

九十二、仰起收腹

仰起收腹伸腿臂
強腰腹肌生中氣
肝膽疾症能調整
漏尿疾症可治癒

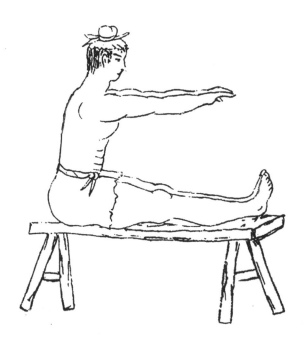

仰臥起坐，練腹肌運臟腑，縮身收腹動作，是練功之人必練功法，常年演練能增加腰腹的反縮能力，是武術功夫中最重要的訓練方法。

【動作】

1. 預備起勢

平坐長凳，身挺直，兩腿併攏，伸直，腳尖朝上。雙手臂伸直與肩同寬一平，手心向下，低頭，目視雙手。

2. 仰起收腹

身向後仰，雙手臂反後伸與頭身一平。以手臂前反伸平，身坐起，頭正，身挺立，回到原來姿勢，反覆進行仰起回躺的動作。

3. 收勢

下凳，腳併平，挺身站立，雙手臂自然下垂於大腿兩側，中指貼於風市穴處，目視前方，全身放鬆。

【要領】

身坐正，躺平穩，雙手臂前反伸直時，收腹叫力、後仰，全身肌肉放鬆，起身時全身肌肉緊收，動作協調，速度要慢，力用在腹腰間。

【作用】

仰臥起坐腰腹力，腰肌腹肌生背肌，調整血壓，通脈絡，臟腑強壯真氣生。一能增加腰腹力，二能增加氣血環，三能促水疏筋骨，四能健脾胃促消化，五能心腎相交陰陽平。

九十三、仰身起腿

仰身腿起臀上移
頭肩貼凳臂穩力
緊收腰腹活胯骨
五臟六腑得清洗

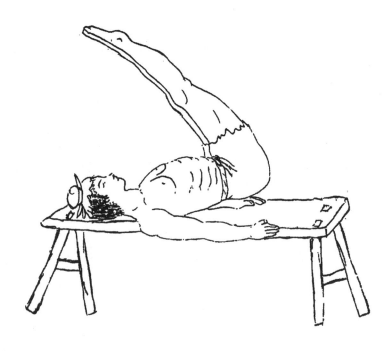

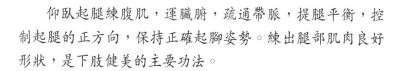

仰臥起腿練腹肌，運臟腑，疏通帶脈，提腿平衡，控制起腿的正方向，保持正確起腳姿勢。練出腿部肌肉良好形狀，是下肢健美的主要功法。

【動作】

1. 預備起勢

身仰臥平躺在凳子上面，兩腿伸平，兩手臂平貼於兩側凳面邊上，頭正眼看上面。

2. 仰身起腿

兩腿腳併直，向上提高到面前60公分遠，腳心朝上，臀部抬起，背部和頭後側貼於凳面，兩手扶住凳邊兩側。兩腿再下落伸平，再起，反覆起落。

3. 收勢

下凳挺身站立，目視前方，雙手臂自然下垂於大腿兩側，中指貼於風市穴處，全身放鬆。

【要領】

仰身躺臥伸直平。放鬆肌骨筋，用收腹之力，將雙腿高抬起，雙手扶之稍用力，腰部、臀部抬起，腰臀腿下落時要慢。控制平衡，氣運丹田。

【作用】

收腹生肌活臟腑，拉筋硌背胯放鬆，上下運動通八脈，真氣運行身變輕，能解腰背酸麻痛，胸悶氣短做也靈，祛胃腎寒排脹氣，疏筋活血練真功。

九十四、團身硌背

身團胎形硌後背
前後晃動壓脊椎
背部俞穴能促動
督脈暢通血氣衝

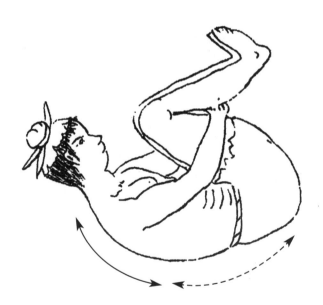

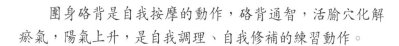

　　團身硌背是自我按摩的動作，硌背通智，活腧穴化解瘀氣，陽氣上升，是自我調理、自我修補的練習動作。

【動作】

1. 預備起勢

　　挺身站立，目視前方，雙手臂自然下垂於大腿兩側，中指貼於風市穴處。

2. 團身硌背

　　臀下坐地身後仰，背落貼地，屈膝鈎腿，膝大腿儘量貼到胸前，雙手抱住大腿後側，小腿肚子貼壓於雙手背上（雙手在小腿和大腿之間）兩腳鈎起，腳心朝上，頭部向膝貼近，身成團形、半月形晃動，硌到脊骨、背、腰、臀。

3. 收勢

　　挺身站立，雙手臂自然下垂於大腿兩側，中指貼於風市穴處，目視前方，全身放鬆。

【要領】

　　雙手要抱緊大腿，身成團靠身體的前後晃動，反覆壓硌後背，含胸收腹，聚氣小腹（丹田），可在泥土之地上進行。

【作用】

　　身團胎形硌背脊，脊椎兩側活穴奇，筋骨皮肉練罩體，晃動硌壓通脈裏，通智升陽精神氣，腧穴暢通入內腑，聚氣內收身有力，團身硌背做壽星。

九十五、頭頂倒立

頭頂倒立血正流
雙手扶地身平衡
調解中樞腦清醒
血壓高低能調整

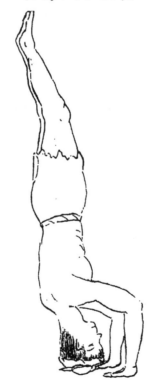

頭頂倒立，重壓頭頂穴，刺激百會穴，通暢任、督二脈，頸椎、胸椎、腰椎得到反壓力，而產生放鬆，重力反向下，血流也產生變化，可預防高血壓等疾病，是自我療疾的方法。

【動作】

1. 預備起勢

挺身站立，目視前方，雙手臂自然下垂於大腿兩側，中指貼於風市穴處。

2. 頭頂倒立

頭身傾下落腰前屈，頭頂地，雙手掌扶地，頭前兩側成三點（三角形），腳蹬起，兩腿腳併直，身倒立，挺穩平衡一定時間。

3. 收勢

兩腳下落，身挺起，站立，雙手臂自然下垂於大腿兩側，中指貼於風市穴處，目視前方，全身放鬆。

【要領】

頭頂倒立，主要把好平衡，頭頂力點和雙手兩側扶助的力成三點（三角形）支撐點，使倒的身腿立直而穩定。

【作用】

頭頂地，硌頭頂，壓百會，腦清醒，脊椎挺，立平衡，調血壓，血正疏，宜睡眠，祛椎病，解疲勞，身變輕。

九十六、手倒立

倒立向下兩臂承
調整血壓頭清醒
腰腹胯腿血流暢
臟腑運化筋脈靈

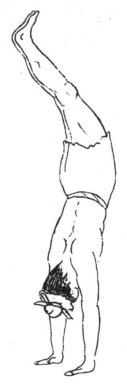

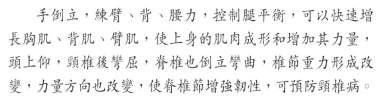

　　手倒立，練臂、背、腰力，控制腿平衡，可以快速增長胸肌、背肌、臂肌，使上身的肌肉成形和增加其力量，頭上仰，頸椎後彎屈，脊椎也倒立彎曲，椎節重力形成改變，力量方向也改變，使脊椎節增強韌性，可預防頸椎病。

【動作】

1. 預備起勢

　　挺身站立，目視前方，雙手臂自然下垂於大腿兩側，中指貼於風市穴處。

2. 手倒立

　　腰前屈，兩手扶在地面與肩同寬，兩臂挺立，膀臂叫力，頭稍上揚。腿腳上起，伸直，兩腿併攏，腳心向上，背、腰彎屈後和腿腳成弧形，腳跟和頭後成垂直線，手倒立站穩。

3. 收勢

　　兩腳下落地，身挺起，站立，雙手臂自然下垂於大腿兩側，中指貼於風市穴處，目視前方，全身放鬆。

【要領】

　　初練時，可把住牆面，靠住雙腳跟，穩住身，再把握平衡。當不靠牆也能做到平衡時，兩腳可以直起直落。用力在肩部和手臂，後腰屈或弧形，幅度是手倒立平衡的關鍵，手、臂、肩、背、胸、肌肉叫力，腰、腹、胯、腿、腳放鬆不叫力。

【作用】

　　倒立練功，臂有力，手掌接地，聚意氣，三陰三陽連手走，正氣運化筋骨皮。血壓升高能調理，氣血通暢腦清洗，奇經八脈從臟腑，肩背臂腹潤生肌。

九十七、力舉千斤

空舉雙臂身上起

力舉千斤氣上提

多次空舉緩胸悶

肋痛肩疾強心氣

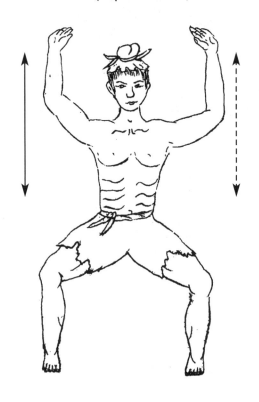

　　力舉千斤是空練力量的方法，是武術功夫中較常見的練功方法。空練力量是會用氣力，空練一舉一端，力量大無邊。將無力者變成有力者，力舉千斤，就是空舉當作千斤來舉，意氣力相合的應用法。

【動作】

1. 預備起勢

　　挺身站立，目視前方，雙手臂自然下垂於大腿兩側，中指貼於風市穴處。

2. 力舉千斤

　　左腳側邁平開一大步，稍寬於肩，臀下蹲成馬步，雙手高舉過頂，肘稍屈，五指併攏，手心向上。手回下落到兩側腰間，再高舉過頂，反覆做數次。

3. 收勢

　　身挺立，左腳撤回和右腳併平，腿站直，雙手臂自然下垂於大腿兩側，中指貼於風市穴處，目視前方，全身放鬆。

【要領】

　　馬步站穩，四角落地，腰背挺直，兩手掌向上用力推舉，過頂後，手臂放鬆。手臂下落到側腰間，再向上用力推舉，反覆動作，手臂一鬆一緊，表現用力和放鬆，手上推，運氣於手臂，手下落，氣歸丹田，成為馬步推舉動作。

【作用】

　　空舉練臂力，不傷力，緩心氣，提氣收氣，調胸悶，治氣短，肩背疾病能調理，力舉千斤增氣力，馬步站樁襠勁練，腿力練得功非凡。

九十八、平端千斤

雙手平端與肩齊
弓步挺身兩臂起
上提千斤氣力增
慢做百次能強肌

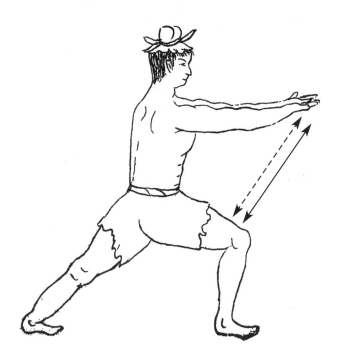

雙手臂用力平端，如同端起千斤石，用全身的力量用
其手臂，意氣力合一用之，調平手不過肩，手從腰間開
始，到胸50公分距離，慢用勁，力從內發，運氣到手，發
出千斤之力。

【動作】

1. 預備起勢

挺身站立，目視前方，雙手臂自然下垂於大腿兩側，
中指貼於風市穴處。

2. 平端千斤

右腳前邁，屈膝，弓形，後左腿伸直，成右弓步型，
雙手平端（叫力）與肩一平，雙手下落回收到腰間。左腳
前邁一步屈膝弓形，後右腿伸直，成左弓步形，雙手平端
（叫力）與肩一平。兩腿前邁弓形步，雙手平端動作反覆
做。

3. 收勢

後腳前邁與前腿併直，身挺立，雙手臂自然下垂於大
腿兩側，中指貼於風市穴處，目視前方，全身放鬆。

【要領】

弓步站穩，兩手上端提起發力。慢上提，氣沉丹田，
前後收襠力，全身緊收肌肉，用全身力。平端千斤是空
勁，邁步前行走，一步一提手，百步走法千日功。

【作用】

全身無力，練此功，壯肌有形空練勁，筋骨皮肉聚一
體，帶動內氣一陽生。祛風祛寒真氣盛，任督二脈暢流
通，十指連心勁到手，神形合一功自成。

九十九、運行八卦

馬步蹲襠手畫圓
掌心對地順時轉
心肺肝焦促腎水
氣血運化周身環

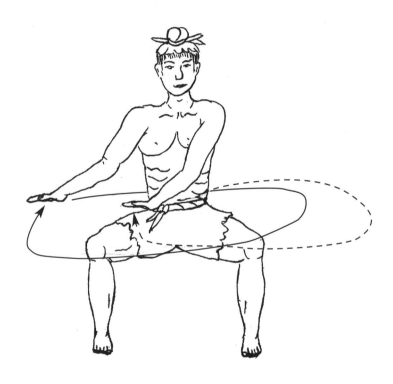

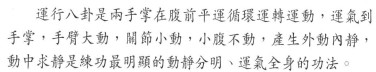

運行八卦是兩手掌在腹前平運循環運轉運動，運氣到手掌，手臂大動，關節小動，小腹不動，產生外動內靜，動中求靜是練功最明顯的動靜分明、運氣全身的功法。

【動作】

1.預備起勢

挺身站立，目視前方，雙手臂自然下垂於大腿兩側，中指貼於風市穴處。

2.運行八卦

左腳側邁開一步，遠寬於肩，臀下蹲，屈膝成馬步型。身挺直，雙手平伸到腰腹前，五指併攏掌心向下，從左向右，順時針在腹前畫圓，轉動為馬步樁型，運行八卦動作。

3.收勢

挺身站立，左腳回收側並和右腳一平，雙手臂自然下垂於大腿兩側，中指貼於風市穴處，目視前方，全身放鬆。

【要領】

馬步形站樁，雙手掌向右畫圓轉動，肩、肘、腕、腰、胯、膝、踝關節隨手臂的轉動都在晃動，只有腳不動，眼隨手動，頸頭慢轉。馬步蹲平，腰背挺直，氣沉丹田，呼吸自然。

【作用】

馬步蹲襠是練功，兩手平運身放鬆，掌心對地內氣循，氣血運化通奇經。氣轉運行同天走，手至三陰胸走手，手至三陽手走頭，足至三陽頭走足，足至三陰足走胸，運化氣血行脈裏，五臟六腑得清洗，日練千次性命安，運行八卦練心經。

一〇〇、運轉乾坤

乾坤運化掄臂轉
蹲樁氣到手末端
陰陽合一鑼移手
定神活竅鎖心猿

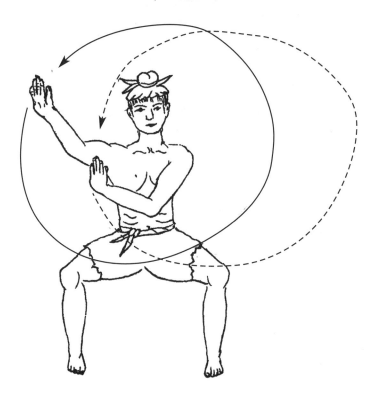

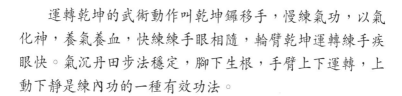

　　運轉乾坤的武術動作叫乾坤鑼移手，慢練氣功，以氣化神，養氣養血，快練練手眼相隨，輪臂乾坤運轉練手疾眼快。氣沉丹田步法穩定，腳下生根，手臂上下運轉，上動下靜是練內功的一種有效功法。

【動作】
1. 預備起勢
　　挺身站立，目視前方，雙手臂自然下垂於大腿兩側，中指貼於風市穴處。
2. 運轉乾坤
　　左腳向左側邁一步，屈膝臀下蹲成馬步型，身挺直，頭正，餘光觀雙手，雙手臂從左向右上下順時針轉動，為馬步型運轉乾坤動作。
3. 收勢
　　挺身站立，左腳回撤到與右腳併平，雙手臂自然下垂於大腿兩側，中指貼於風市穴處，目視前方，全身放鬆。

【要領】
　　雙手順時針向右側上下轉動，是緩慢動作，心平氣和，呼吸自然，眼隨手走，上下左右轉動，餘光觀手，馬步站穩，上身肩、肘、腕關節，是大幅度運動，下身腰、胯、膝、踝關節是小幅度內動。看是馬步椿型，但身體的每個關節都有運動。

【作用】
　　運轉乾坤動作古名叫乾坤鑼移手，心靜手動，內氣

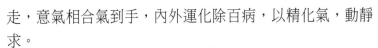

走，意氣相合氣到手，內外運化除百病，以精化氣，動靜求。

混沌初開練本性，開開玄關兩扇門，開開靈山古佛洞，古佛洞內取真經。

如來真經上下轉，無字真經練真功，練得真功得性命，運轉乾坤似雙修。

後 記

　　《百動療疾養生法》終於即將付梓了，這部凝聚著中華傳統武學、醫學的著作不僅是我十餘載潛心研究、繪圖製詩的結晶，更是對先輩們傳承《百動圖》的最好回報。

　　從百動療疾養生法於 2013 年 6 月被確定為「市級物質文化遺產」時起，我總能夠深深體會到社會各界的關注與關愛。瀋陽市委宣傳部、瀋陽市科協的領導給予了大力支持，瀋陽出版社、遼寧科學技術出版社的領導和編輯們也鼎力相助，我的朋友孟憲義、高永泉也付出辛勤的勞動。在此，我向這些勇於擔當、樂於助人的給予我指導和關心的領導、朋友們表示深深的敬意和謝意。

　　我出版這部《百動療疾養生法》不是為了沽名釣譽，不是為了獲取私利，我只是希望「百動療疾養生法」能夠為大眾強健體魄、擺脫病患做出貢獻，更希望其所代表的中華民族的傳統文化能夠為更多的人所瞭解、所認可，能夠發揚光大。

　　但願這只是一個開始。

宮潤龍

尾語詞

奇功妙法師傳承歷經佰年武行中

絕技驚俗世珍寶密傳修練見神功

養生保健 古今養生保健法 強身健體增加身體免疫力

 智療養生氣功
 中國氣功圖譜
 少林醫療氣功精粹
 龍形實用氣功
 魚戲增視強身氣功
 道家玄牝氣功
 仙家秘傳袪病功

 少林十大健身功
 中國自控氣功
 醫療防癌氣功
 醫療強身氣功
 醫療點穴氣功
 中國八卦如意功
 正宗馬禮堂養氣功

 道家筋經內丹功
 三元開慧功
 防癌治癌新氣功
 禪定與佛家氣功修煉
 顛倒之術
 簡明氣功辭典
 八卦三合功

 朱砂掌健身養生功
 抗老功
 意氣按穴排濁自療法
 健身袪病小功法
 張氏太極混元功
 中國少林禪密功
 郭林新氣功

 太極
 現代原始氣功
 開脈太極
 養生祛病入門功法
 太極內功養生法
 無極養生氣功
 小周天健康法

 易筋經
 洗髓經
 精功易筋經
 武當內功七心活氣功
 少林健身法
 養生導引術
 養生長壽功

 太極拳內功養生心法
 意拳
 靜坐要訣
 啟動自癒力
 洗髓經健身術

健康加油站

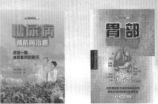
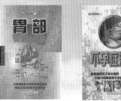
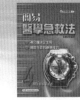
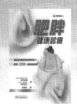

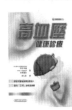

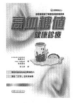
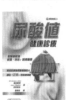
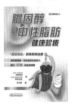
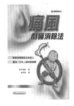

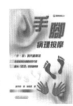

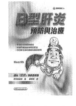
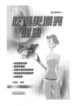
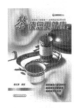

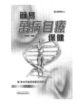

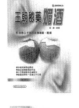
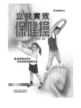
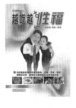
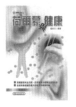

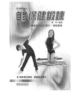

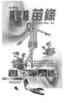

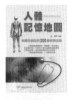

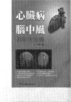

健康加油站

武術武道技術

 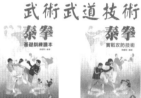 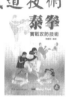

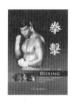

截拳道入門

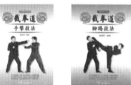 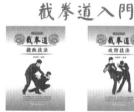

體育教材

太極武術教學光碟

太極功夫扇
五十二式太極扇
演示：李德印 等
(2VCD)中國

夕陽美太極功夫扇
五十六式太極扇
演示：李德印 等
(2VCD)中國

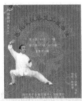

陳氏太極拳及其技擊法
演示：馬虹(10VCD)中國
陳氏太極拳勁道釋秘
拆拳講勁
演示：馬虹(8DVD)中國
推手技巧及功力訓練
演示：馬虹(4VCD)中國

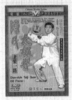
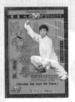

陳氏太極拳新架一路
演示：陳正雷(1DVD)中國
陳氏太極拳新架二路
演示：陳正雷(1DVD)中國
陳氏太極拳老架一路
演示：陳正雷(1DVD)中國

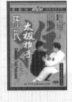

陳氏太極拳老架二路
演示：陳正雷(1DVD)中國
陳氏太極推手
演示：陳正雷(1DVD)中國
陳氏太極單刀‧雙刀
演示：陳正雷(1DVD)中國

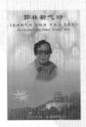

郭林新氣功
(8DVD)中國

本公司還有其他武術光碟
歡迎來電詢問或至網站查詢
電話：02-28236031
網址：www.dah-jaan.com.tw

原版教學光碟

歡迎至本公司購買書籍

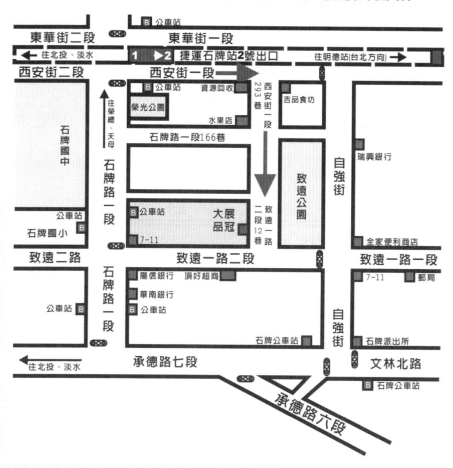

建議路線

1.搭乘捷運‧公車

淡水線石牌站下車，由石牌捷運站2號出口出站(出站後靠右邊)，沿著捷運高架往台北方向走(往明德站方向)，其街名為西安街，約走100公尺(勿超過紅綠燈)，由西安街一段293巷進來(巷口有一公車站牌，站名為自強街口)，本公司位於致遠公園對面。搭公車者請於石牌站(石牌派出所)下車，走進自強街，遇致遠路口左轉，右手邊第一條巷子即為本社位置。

2.自行開車或騎車

由承德路接石牌路，看到陽信銀行右轉，此條即為致遠一路二段，在遇到自強街(紅綠燈)前的巷子(致遠公園)左轉，即可看到本公司招牌。

國家圖書館出版品預行編目資料

百動療疾養生法／宮潤龍　著
　　——初版，——臺北市，大展，2016〔民105 .01 〕
　　面；21公分 ——（養生保健；54）
　　ISBN　978－986－346－097－8（平裝）

1. 運動健康　2. 武術
411 . 71　　　　　　　　　　　　　　　104024270

百動療疾養生法

著　　者／宮潤龍
責任編輯／壽亞荷
發 行 人／蔡森明
出 版 者／大展出版社有限公司
社　　址／台北市北投區（石牌）致遠一路2段12巷1號
電　　話／（02）28236031・28236033・28233123
傳　　眞／（02）28272069
郵政劃撥／01669551
網　　址／www.dah-jaan.com.tw
E - mail ／ service@dah-jaan.com.tw
登 記 證／局版臺業字第2171號
承 印 者／傳興印刷有限公司
裝　　訂／眾友企業公司
排 版 者／弘益電腦排版有限公司
授 權 者／遼寧科學技術出版社
初版1刷／2016年（民105年）1月

定　價／250元

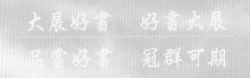
大展好書　好書大展
品嘗好書　冠群可期

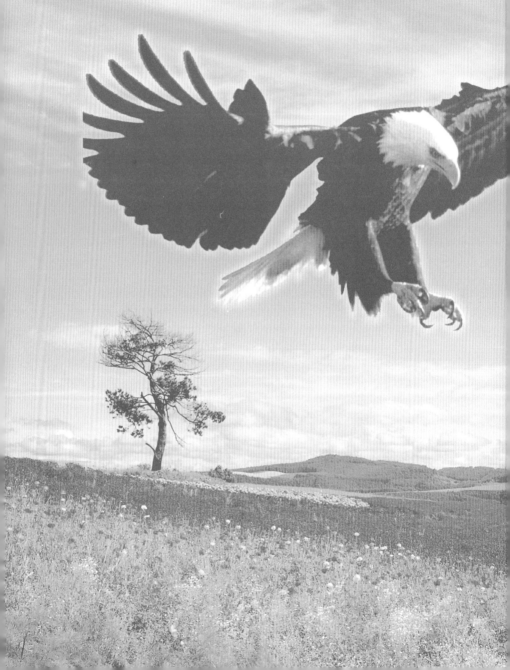

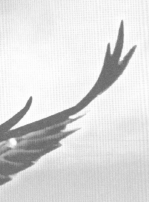

大展好書　好書大展

品嘗好書，冠群可期